朝日新書
Asahi Shinsho 801

20歳若返る食物繊維

免疫力がアップする！　健康革命

小林弘幸

監修・青江誠一郎／小林暁子

朝日新聞出版

はじめに
～いまこそ食物繊維で、免疫力アップ～

新型コロナウイルスが世界的に猛威をふるっています。長期間の自粛生活が続き、その後も、ソーシャルディスタンスやマスク着用など、〝ウィズコロナの新しい生活様式〟を強いられている毎日です。

日本全体が閉塞感に覆われた「緊急事態宣言」が解除された後も、新型コロナウイルスの感染は下火にならず、流行の大きな波が繰り返し襲うことが予想されています。

この厳しい状況のなかで、心と身体の健康の鍵を握っているのが、食物繊維です。食物繊維は腸内細菌により、いろいろなパワーを生み出すからです。

「食物繊維で免疫力をアップ! コロナ禍は、食物繊維が救う」といっても過言ではありません。

「食物繊維は、お通じによいとは聞いていますが、ほかにはどんな効果があるのですか?」という素朴な疑問を持たれる方もいらっしゃいます。

次ページの「食物繊維の摂取量と死亡リスクとの関係」の統計※からもわかるように、食物繊維を多く摂ると、死亡リスクが有意に下がっています。食物繊維は、がんにも循環器疾患にも効果的なのがよくわかります。

長い間、食物繊維は「それ自体に栄養がない」とされ、注目されることがなかった栄養素でした。

ところが、研究環境が整い、各種データが揃うようになると、食物繊維が心身の健康の鍵を握る貴重な存在であることがわかってきたのです。

※統計は、約9万人を全国の11保健所が8年間追跡した調査で得られたものです。

食物繊維の摂取量と死亡リスクとの関係

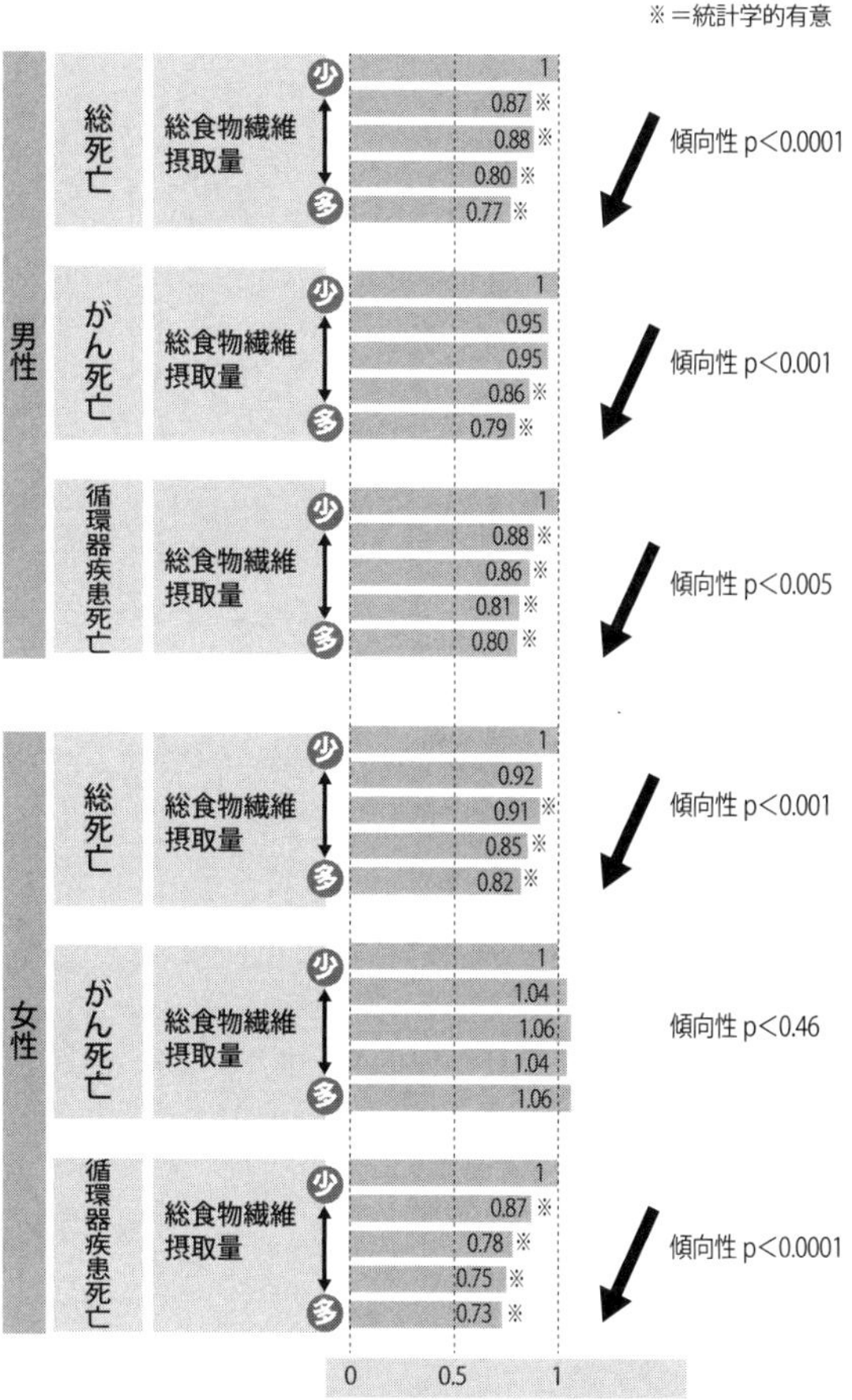

出典：国立がん研究センター 社会と健康研究センター 予防研究グループ、2020年

食物繊維は免疫力アップや、健康な心身を育んでくれる存在としてだけではなく、さまざまな疾患に対しての予防やサポートに有効だといわれています。食物繊維を多く摂ることで、腸内細菌は以下のような素晴らしい働きをすることがわかっています。

■ウイルスの体内への侵入を防ぐ！「免疫力（粘膜免疫）」がアップ！
■高コレステロール、高血糖、高血圧、肥満のメタボリックシンドロームを改善
■〝幸せホルモン〟の分泌で、毎日イキイキ暮らすことができる
■老けない、太らない、がんになりにくい身体を手に入れることが可能に

まさに、食物繊維が〝万能薬〟といわれる所以《ゆえん》です。

本書は、大妻女子大学家政学部食物学科教授の青江誠一郎先生（以下、青江先生）や小林メディカルクリニック東京院長の小林暁子先生（以下、暁子先生）にも協力していただき、食物繊維の詳しい働きを解説していきます。

私は長年、「腸」や「自律神経」の研究に取り組んできました。そのなかで、重要なのは「腸」の存在です。いかに、腸内環境を整えるかが大切なのです。

食物繊維は、腸内細菌のエサになります。腸内細菌は40兆個以上あるといわれていて、私たちの腸、とりわけ大腸に多く住みついています。**食物繊維を豊富に摂ることで、それをエサにして腸内細菌が元気になり、腸内環境が改善されます。その結果、全身の健康が著しく改善されるのです。**


青江先生は、「日本人が1日24gの食物繊維を毎日摂れれば、医療費は3分の1になる!」と食物繊維の〝スーパーパワー〟のすごさを話されています。

食物繊維の1日あたりの摂取目標量は厚生労働省の基準で「成人男性は21g以上、女性は18g以上」と設定されていますが、実際の平均摂取量は15gほどにしか過ぎません。

今回、青江先生、暁子先生と話をしていて気づいたことがあります。それは、わたしも含めて3人とも、毎日、食物繊維を24g以上摂っていること。そして、20年以上も風邪すら引いたことがない、病気と無縁の生活をしていることです。

食物繊維を意識して摂ることが、免疫力アップにつながるということを、身をもって実感しています。

長年、医療に携わってきて思うことがあります。人間は、最後は免疫力が勝負だということです。端的にいうと、同じ病気で、同じ治療をしても、助かる人と、そうでない人がいます。

この差は、ズバリ「免疫力」です。人間の本来の底力とでもいいましょうか。免疫力が強ければ、たとえ病気になっても、助かる可能性は高いのです。

一般的に、〝治療〟というと、先端医療や特効薬が話題となって、「がんからの奇跡の回復」などと、広く報道されたりします。

がんに限らず、患者さんの身体の中で病気と闘っているのは免疫力です。医療の進歩によって、さまざまな特効薬が開発されています。ところが、特効薬を飲んでも、免疫力が弱っていると効かないケースがあります。

このような話をすると、

「免疫力が強いのは生まれつきのものでしょうか?」

という質問をよくいただきます。そうとは限りません。免疫力は、生活習慣の改善と食物繊維をしっかり摂ることで高まります。

その食物繊維のなかでも、ここ数年、大きな注目が集まっているのが「発酵性食物繊維」です。腸内で発酵が促され、腸内細菌のエサとなるのです。そのためには、エサとなる発酵性食物繊維を摂ることが重要です。

「発酵性食物繊維」を摂ることで、腸内細菌が全身の健康を増進する物質（短鎖脂肪酸）を生成するからです。

免疫力を高めるだけでなく、老けない、太らない、タフな身体を手に入れることができるのです。身体だけではなく、メンタルにもよい影響が期待されています。

これらのお話も、詳しくお伝えします。

また「体重が短期間で減る！」と話題となった「炭水化物抜きダイエット（ローカーボダイエット）」に関してもお伝えしたいと思います。単に一過性の体重減少のために炭水化物を摂らないのは、一見とても理にかなってみえます。しかし、炭水化物の一部である食物繊維を摂らないと、体重だけでなく、心身に有益な腸内細菌までもが減ってしまいます。炭水化物抜きダイエットをし過ぎることで、健康を損ねる危険性があることを知っていただきたいと思います。

人生100年時代といわれています。健康寿命を延ばすためには、毎日、こつこつと身体が喜ぶ食べ物を摂り、生活リズムを整えることが何よりも近道となります。

その要となるのが「食物繊維」であり、まさに「20歳若返った！」という実感を持てることを、さまざまな角度からお伝えしていきたいと思います。

本書がみなさまの心身の健康生活の一助になることを、心から願っています。

令和2年12月

小林弘幸

目次

第2章　食物繊維のかしこい摂り方

第3章　食物繊維のおいしい、簡単レシピ

第4章　【体験談】私たちは食物繊維でこんなに元気になりました

第5章　Q&A／食物繊維に関する素朴な疑問

第1章

食物繊維のメカニズムとすごいパワー

基本編 食物繊維って何？

　まずは、食物繊維の基本について、お話ししましょう。私たちが食べた食事は胃で消化され、小腸で栄養分が吸収され、大腸へ運ばれます。かつては食物繊維は腸内で便の「かさ増し効果」を発揮し、便秘を改善する効果くらいしか知られていませんでした。しかし、現在では研究が進み、整腸効果のほかに、血糖値の上昇の抑制や、血中コレステロール濃度の低下、やせホルモンや幸せホルモンを増やす作用など、私たちの身体にたくさんの有益な働きをすることがわかっています。

　ここでは、むずかしい食物繊維のお話をわかりやすくお伝えくださる、大妻女子大学家政学部食物学科教授の青江誠一郎先生に、小林メディカルクリニック東京院長の小林暁子先生、そして私（小林）が、食物繊維の基本から最先端の情報までお伝えしていきます。

食物繊維の驚異のメカニズムが明らかに！

■小林／青江先生、今回は食物繊維の基礎から最新情報までをお聞かせください。よろしくお願いいいたします。

■暁子先生／青江先生の講演会にいつも参加させていただいています。本当に勉強になります。

■青江先生／こちらこそ、よろしくお願いいいたします。

■小林／便秘外来や「腸活」というと、みなさん「腸内細菌が重要ですよね！」とか、「毎日ヨーグルト食べています」とおっしゃるのですが、その前提として食物繊維が重要だということは、あまり知られていないようです。

■暁子先生／そうなんです。食物繊維を摂ることが重要だということはわかっていても、食物繊維の本当の力がみなさんに浸透していないと感じることがあります。

これまで食物繊維は「栄養にならない無駄なもの」という位置づけであったことが

大きいように思います。栄養素の働きを細かく分析できるようになったおかげで、食物繊維の重要性がわかってきましたね。

■青江先生／最近は、食物繊維が「腸内で発酵する働き」に注目しています。というのも、一部の食物繊維が大腸に入って、宿主に有益な働きをする菌のエサになるからです。これまで善玉菌と呼んでいましたが、最新の栄養学では〝有用菌〟と呼ぶようになりました。それにならって、悪玉菌のことを〝有害菌〟と呼んでいます。

■暁子先生／有用菌の働きについて教えてください。

■青江先生／有用菌は、「有害菌の増殖を抑えて、腸内環境を整える」「腸のぜん動運動を促し、排便をスムーズにする」「免疫力をアップして、発がん性物質を分解する」など、全身の健康によい影響を与えています。また、有用菌が大腸で発酵した食物繊維をエサに「短鎖脂肪酸」を作り出すこともわかっています。

■暁子先生／短鎖脂肪酸についてご説明ください。

■青江先生／短鎖脂肪酸はそれらの有用菌が出す、身体によい働きをする酸のことで、大腸で生成されます。これまで7種類検出されていますが、そのうち主なものは「酪酸《らくさん》、酢酸《さくさん》、プロピオン酸」です。とくにこれら3種は全身の免疫力を高め、老化を防ぎ、肥満を防止する効果が期待できます。

■小林／その働きについて、さらに詳しく教えてください。

■青江先生／短鎖脂肪酸は、私たちの全身にある〝酸〟を感知するセンサー（細胞膜にある「短鎖脂肪酸受容体」）に働きかけます。センサーとともに脳に伝わると食欲をコントロールします。そして少し食べ過ぎたときでも、短鎖脂肪酸が多く出れば、交感神経を刺激してエネルギー消費が増え、肥満が抑えられます。

短鎖脂肪酸が足りなくなると、脂肪細胞は脂肪を取り込むことで、太っていきます。また、膵臓に十分な短鎖脂肪酸が届けば、インスリンの出方を抑えることにもつながります。腸が司令塔になって、全身の健康状態を管理しているのです。

「脳腸相関」も食物繊維が関係している？

■暁子先生／食欲のゴーもストップも、両方とも腸が指令を出しているのですね。腸は〝第二の脳〟といわれて、その重要性が一般的にも知られてきましたが、そこまで細かく指令を出していることは知りませんでした。

■青江先生／腸と脳がお互い影響し合う関係にあることを「脳腸相関」といいます。「脳腸相関」とは、たとえば緊張するとお腹が痛くなったり、下痢をしたりすることがありますよね。これは脳が自律神経を通じて、腸にストレスの刺激を与えることで起こります。また、腸に病原菌が増えると、脳で不安感が強くなるという報告があります。このように「脳腸相関」とは、脳と腸は密接につながりがあることを示しているのです。

■暁子先生／最近では、腸内環境がよくなると、腸が幸せホルモンと呼ばれるセロトニンを増やすこともわかってきましたね。

■**青江先生**／セロトニンは脳を活発に働かせる物質です。ストレスの解消や精神の安定に役立ち、やる気や幸福感に大きく関係しています。これまでセロトニンは脳にしか存在しないと思われていましたが、体内にあるセロトニンの90％が腸など消化管にあることがわかってきました。腸内環境を整えることで、セロトニンがしっかり脳に届き、よい精神状態がつくられるのです。そのためには食物繊維を積極的に摂ることです。腸は〝第二の脳〟と呼ばれ、精神状態にも大きな関係があるのです。

不溶性・水溶性とは別に〝発酵性食物繊維〟が今後はメインに！

■**小林**／ところで食物繊維ですが、水溶性と不溶性がありますね。短鎖脂肪酸を出す食物繊維はどちらなんでしょう。

■**青江先生**／その水溶性・不溶性のくくりですが、分類上、試験管の中で水に溶けるか、否かで分けたものです。よって水に溶けたものが水溶性で、溶けないものが不溶性食物繊維ということになります。

しかし、最新の栄養学では、〝発酵性・非発酵性〟と分類しようとしています。腸内で発酵する食物繊維は〝発酵性食物繊維〟に分類されます。なぜ分類を変えるかというと、先ほどの「発酵性食物繊維を腸内細菌が食べて短鎖脂肪酸を生成する」という生理機能にスポットを当てたためです。

また、もう一つ、腸内細菌のエサになるものとしては、食物繊維とは別に炭水化物の一種のレジスタントスターチ（難消化性でんぷん）もあります。これらをバランスよく摂ることで、腸内環境が整っていくのです。

■暁子先生／腸内で発酵する食物繊維は、水溶性食物繊維に多く含まれるのでしょうか。

■青江先生／そうですね。すべてではありませんが、水溶性食物繊維はほぼ発酵性に分類されます。のちほど詳しく紹介しますが、従来の不溶性食物繊維の中にも発酵するものがあります。

ここで、食物繊維が評価されるようになってきた栄養学的な歴史を整理してみましょう。時代と共に分析機器の精度なども上がり、さまざまな働きがわかってきました。それにつれて、食物繊維についての考え方も変わってきたのです。最近の食物繊維の分類について説明します。発見、注目された時期によって第1期、第2期、第3期と称していますが、読者のみなさんはどんな働きをするのかを理解してくだされば十分です。

□第1期の食物繊維＝（不溶性食物繊維）

便のカサ増し効果がある食物繊維。野菜類や果物、豆類の外皮など、繊維質の筋が腸の中で水を吸って膨らみ、腸をそのまま通過するので〝腸のお掃除役〟として、便通をよくする効果がある。代表例をあげるなら、「小麦フスマ」などに含まれる「セルロース」や「リグニン」など。

□第2期の食物繊維＝（水溶性食物繊維）

水に溶けるとネバネバする特性があり、糖質や脂質をくっつけて体外へ排出してくれる食物繊維。血糖値を下げることやコレステロールを上げない、という効果が期待できる。「ペクチン※」が代表的で、ほかには、こんにゃく芋に含まれる水溶性食物繊維の「コンニャクマンナン」も。水分を含むため、便を軟らかくする。食品としては、海藻のひじきや海苔《のり》、わかめ、昆布、もずく、めかぶなど。果物では生のプルーンや、ミカンなど。果実は熟しているほど、ペクチンが豊富。イモ類のこんにゃく、ジャガイモ、サトイモやナガイモなどがある。

□第3期の食物繊維＝（発酵性食物繊維）

腸内細菌のエサになって発酵し「短鎖脂肪酸」を生成して全身の健康に寄与してくれる。発酵性食物繊維は、ほぼ従来の水溶性食物繊維と重なる。海藻や、果物やジャムのペクチン、大麦に入っているβ－グルカン、コンニャクマンナンなど。食物繊維ではないが、ナッツなどに含まれる炭水化物の一種のレジスタント

※りんごや柑橘類に含まれる食物繊維の一種

食品別に食物繊維量を比較すると…

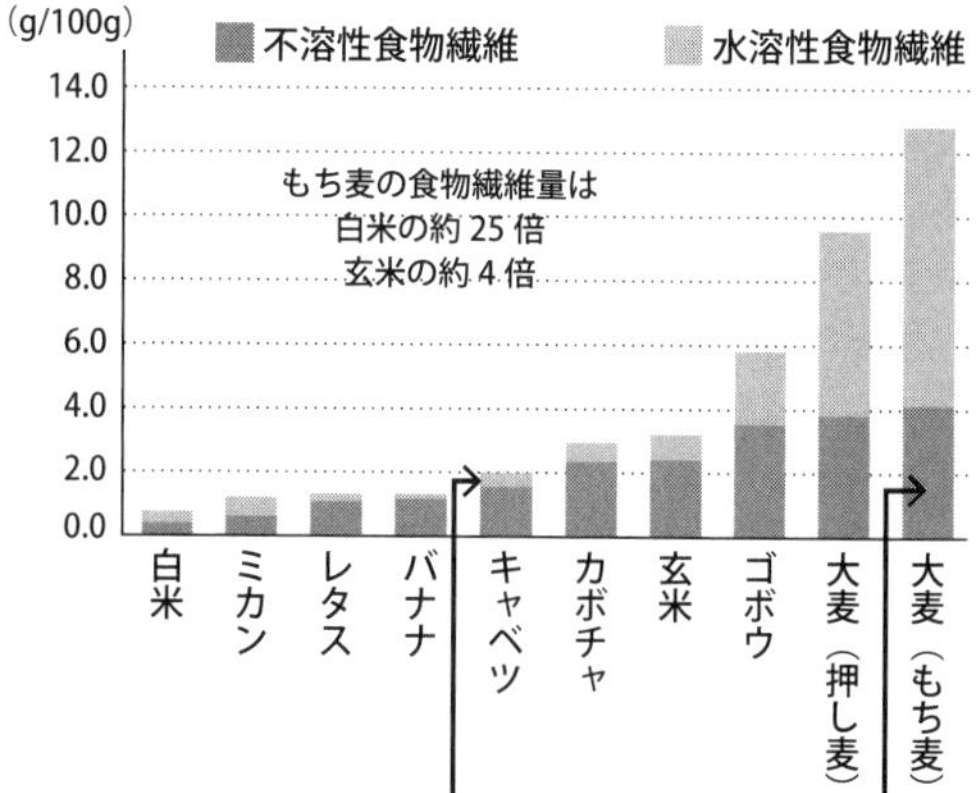

第 2 期の食物繊維 おもな働き

- 血糖値の上昇を抑制
- コレステロールの増加を抑える
- 内臓脂肪を減らす

第 1 期の食物繊維 おもな働き

- 便のかさを増やして腸を刺激、便秘解消を促す
- 水分や老廃物を吸着して体外に排出する

さらに共通の働きも

噛みごたえを高めて満足度アップ、
腹持ちがよくなり食べ過ぎ防止

参考：「日本食品センター及び日本食品標準成分表 2015」

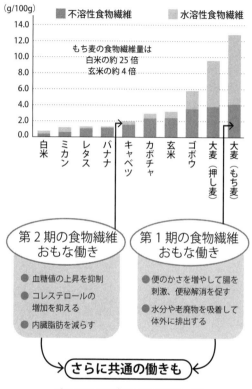

スターチも腸内細菌のエサになる。

■**小林**／まだまだ水溶性・不溶性という呼び方が一般的ですが、最先端の栄養学では、第1期（不溶性食物繊維）、第2期（水溶性食物繊維）、第3期（発酵性食物繊維）と分類され、とくに第3期の発酵性食物繊維が重要なのですね。

■**青江先生**／そうですね。第3期の発酵性食物繊維をさらに詳しく説明すると、第1期の不溶性食物繊維の一部と、第2期の水溶性食物繊維のほとんどが発酵性のため、最新の分類では第3期のカテゴリーに入ることになります。まだ直接的に因果関係の証明がされていないものもありますが、発酵性食物繊維を積極的に摂ることで腸内細菌を元気に働かせ、心身の健康増進につながり、大腸がんや糖尿病などの生活習慣病を予防することがわかってきました。

■**小林**／食物繊維の最大の効能ですね。いうなれば、食物繊維は〝健康の革命児〟でしょうか。食物繊維のメカニズムとパワーをお伝えしていきましょう。

◆食物繊維で健康の「4大心配ごと」を克服できる

40代を過ぎると気になるのが、お腹がぽっこり出てくるメタボ腹です。内臓脂肪が増えることで、糖尿病や高血圧などの「生活習慣病」が気になってきます。予防には適度な運動と、飲み過ぎ・食べ過ぎに注意することが大事ですが、太らないようにダイエットするものの、なかなか続かないという人がほとんどです。

また、年齢を重ねることで、免疫力が下がり、「風邪を引きやすくなった」「インフルエンザやコロナ感染が心配」という声も多く聞かれます。免疫力が低下することで、がんにかかる率も高くなるので、シニア世代にとって「免疫力アップ」がもっとも重要なポイントになります。

さらに、老化による身体の衰え以外にも「若い時のように好奇心がなくなり、動くのが億劫《おっくう》になってきた」と、メンタル面の不調を訴えるケースも増えてきます。

これらの心配ごとに関して、いちばんの改善策は食物繊維です。食物繊維を積極的に摂って腸内環境を整えると、「免疫力低下」「老けてきた」「太りやすくやせにくい」「がんの罹患率アップ」といった4大心配ごとを改善する確率がぐんと上がります。

ここからは、食物繊維の秘めたるパワーについて、お伝えしていきます。

《免疫力アップ！　老けない！　太らない！　がんを予防！》

厚生労働省の『日本人の食事摂取基準2020』には**「食物繊維は、数多くの生活習慣病の発症率、または死亡率との関連が検討されており、疾患と有意な負の関連（注・多く摂れば、病気が減るということ）が報告されている稀な栄養素である」**と記載されています。

厚生労働省では、食物繊維を積極的に摂ることで、心筋梗塞のリスクが低下した、との研究報告があります。食物繊維が体内でコレステロールから作られる胆汁酸の

発酵性食物繊維を摂ると

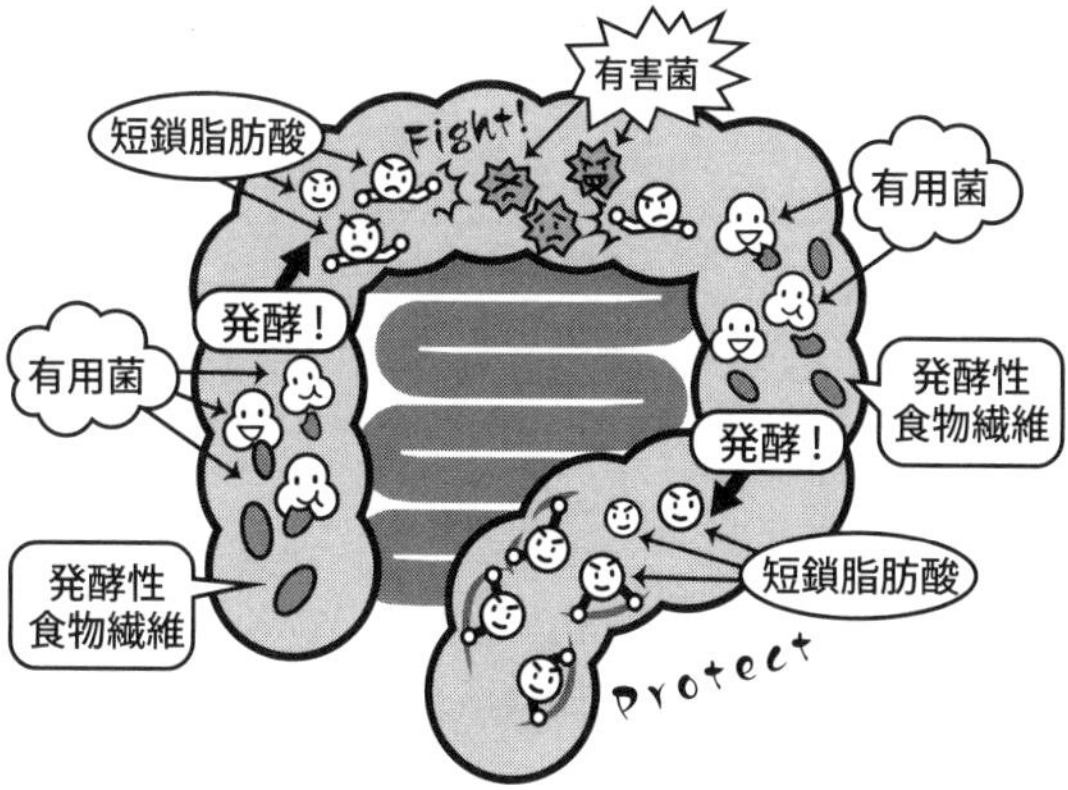

排出を促し、血中コレステロール値を下げ、食後の血糖値の急激な上昇を抑えることもわかっています。

このように、食物繊維は虚血性心疾患や糖尿病などの生活習慣病に対して、予防効果が認められているのです。

①「免疫力を高める」メカニズム

風邪を引いてもすぐ治る人は、身体の中の免疫細胞が活発に働いて、ウイルスを撃退しているからと考えられています。

このように免疫とは、身体にウイルスや

細菌を侵入させない〝守り〟の機能と、侵入された際にウイルスなどと〝戦う〟仕組みのことです。私たちを取り巻く環境からは、ウイルスやほこり、細菌などの異物が絶えず身体に侵入しようとしています。

最初の防御が、「粘膜免疫」です。目、鼻、口、腸管などの粘膜で異物が入ってくるのを防いで、そのまま外へ送り出し、身体に対するダメージを防ぎます。

さらに粘膜免疫を突破され、感染したウイルスが体内で増殖したら、今度は「全身免疫」です。白血球やマクロファージ（白血球の一種で、異物を消化する）が活躍して、治癒へ導きます。

免疫で活躍する細胞の約7割が、腸壁の近くに待機していることをご存じでしょうか。小腸には栄養吸収の絨毛《じゅうもう》が少ない場所があります。そこは「パイエル板」と呼ばれているのですが、多くの免疫細胞が集まっています。そこで強くなった免疫細胞は、血流に乗って全身を巡り、ウイルスや病原菌を攻撃していくのです。

このように全身の免疫力を活性化するための鍵は、「基本編」に記したように、

発酵性食物繊維が、心と身体によい仕組み

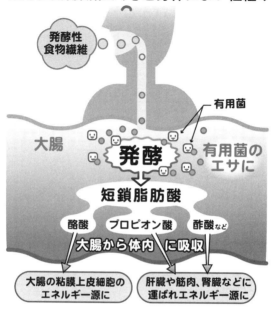

体内での短鎖脂肪酸の主な働き

- ■免疫機能を高める
- ■食欲を抑える働きや糖尿病予防
- ■脂肪の吸収やコレステロール値を抑える
- ■大腸がんなどがんの予防に
- ■腸内環境を整え、腸のバリアを強化
- ■脳機能やストレスの改善　ほか

発酵性食物繊維を摂ることです。腸内細菌が酪酸をはじめとする短鎖脂肪酸を生成し、それが腸の活動を活発にします。腸の粘膜のバリア機能が高まって、細菌などの異物が侵入するのを防ぐ「免疫力（粘膜免疫）」がアップする仕組みになっています。

また、短鎖脂肪酸が生成されることで、直接的に細菌や病原菌を防御する他に、免疫細胞の制御性T細胞（Tレグ細胞とも）を増やして、アレルギー状態を改善する効果もあります。

アレルギーとは、簡単にいってしまえば、〝免疫細胞の暴走〟です。免疫細胞が、花粉などの特定の物質に過剰にリアクションして、自分自身の細胞を攻撃してしまうのです。

その際に、腸内に短鎖脂肪酸の酪酸があると、暴走する免疫細胞をセーブするようにメッセージを伝えます。酪酸が腸壁を通って内側にいる免疫細胞に届くと、免疫細胞がTレグ細胞に変身します。

Tレグ細胞は血流に乗って全身にいき渡り、免疫細胞の暴走にブレーキをかけます。こうしてアレルギー症状が改善するのです。

このアレルギーの救世主・制御性T細胞を増やすためには、積極的に高発酵の食物繊維を多く含む「大麦・全粒小麦・玄米・昆布・アボカド・キウイ」などを摂るとよいのです。

②「老けない」メカニズム

年齢を重ねると老いを実感される方が増えていきます。たとえば最近、こんなお悩みありませんか？　鏡を見て「顔のシミやしわやたるみが増えてきた」「白髪が気になる」「好奇心がなくなって、動くのが面倒」などなど。

「寄る年波には勝てない」という言葉はありますが、できればいつまでも「若々しくいたい」と思うのは、みなさんの共通な願いだと思います。

「若々しくいられる秘訣は、健康長寿者に聞け！」とばかりに、日本では健康長寿者が多い地域の研究が盛んです。たとえば京都府京丹後市での調査などでわかってきたのが、長寿の高齢者のみなさんには腸内に「酪酸菌」が多かったことです。

健康長寿の高齢者の食生活を聞いてみると、玄米や海藻類、ジャガイモ、サツマイモといった、昔ながらの和食を好んで食べている方が多いようです。どの食品も、食物繊維たっぷりで酪酸がどんどん産出される理想的な食事内容です。

さらに、酪酸菌を増やすアプローチとして大切なのは、有酸素運動です。習慣的に運動すると、酪酸菌を増やすことがわかってきました。毎日でなくてもOKです。週に3回ほど、30分から60分間ぐらい速足でのウォーキングや階段の上り下り、なわとびなど、少し息が上がる程度の運動を習慣にしましょう。

また、腸内細菌は食物繊維や乳糖から水素を生成して、腸内に出しています。この水素が、活性酸素と結びついて、水になり排泄されます。水素の分子はとても小さく、身体の隅々までいき渡り、活性酸素から細胞を守っています。

活性酸素は身体を酸化させて、加齢に拍車をかける元凶です。それが無毒化されるのですから、体内で水素を生み出す食物繊維は、アンチエイジングになくてはならない存在といえるでしょう。

《認知症にも効果が？》

加齢でもう一つ気になるのは、認知症です。

人の名前が思い出せなくなったりすると、「認知症の前触れかなあ」と心配になる方もいるかもしれません。

認知機能と腸の関係で興味深い現象があります。腸内細菌には、前出の「有用菌」「有害菌」のほかに、「日和見菌」がいます。日和見菌は、腸内に有用菌が多ければ有用菌に味方をし、有害菌が多ければ有害菌に加担する働きがあります。

この日和見菌の中に「バクテロイデス」という菌がいます。この腸内細菌は、食べ物を分解する際に短鎖脂肪酸を発生させることで肥満を防止してくれます。また、国立長寿医療研究センターの最近の研究で、「バクテロイデス菌」が多い人は、そうでない人と比べて、認知症になる確率が約10分の1になることがわかってきました。つまり、認知症予防のためには、バクテロイデス菌を増やすことがよいようです。そのためには発酵性の食物繊維を摂ることが有効なのです。

また、腸に酪酸菌が多い人は、呼気検査をすると、水素の高い数値が出ます。腸内環境がよくて有用菌がいっぱいいれば、酪酸が水素ガスを出すからです。

そのことから神経内科では、認知症の人に水素ガスを吸ってもらうことも行われています。水素ガスを吸うと、認知症の進行がある程度抑えられるという現象があるからです。

③「太らない」メカニズム

熟年層になってくると、「お腹まわりがポッコリしてきた」「体重が増えて、やせにくくなった」という声をよく聞くようになります。

太らないためのアプローチも、ズバリ食物繊維がカギを握っています。というのは「太らない」ために、食物繊維は体内の2か所で効果を発揮するからです。

食事をすると、食物繊維は消化されないので、胃から小腸を通って大腸へいきます。その際、小腸で余分な糖質や脂質を直接吸着し、絡めてそのまま外へ出します。この「小腸」で働く機能が1か所目です。

2か所目は、大腸です。大腸まで来た食物繊維が腸内細菌のエサになって発酵すると、短鎖脂肪酸が出ることは、さきほどお伝えした通りです。

短鎖脂肪酸のプロピオン酸と酪酸が、身体の脂肪組織のセンサーに「これ以上、脂肪を取り込まないで」という指令を出します。指令を受け取った脂肪細胞は、脂肪の取り込みを抑えるので、太りにくい体質になるのです。

同時に、短鎖脂肪酸の酪酸とプロピオン酸は交感神経に働きかけ、心拍数や体温といった基礎代謝を上昇させるので消費カロリーが増え、太りにくくなります。

短鎖脂肪酸は腸管ホルモン「GLP－1」の分泌を促して、満腹感をキープし、過食を防ぐことにつながります。これらが複合して働くことで、食物繊維で太らない身体をつくることが期待できるのです。

また、嬉しいことに、食物繊維でやせる際は、内臓脂肪からやせていきます。中高年のお悩み、〝ポッコリお腹〟の解消には、食物繊維が最適となるわけです。改善がみられるまでの期間ですが、毎日食物繊維を21g以上摂り始めて、およそ1か月。変化を実感でき、お腹の脂肪に効いてくるのには3か月くらいかかります。その頃には、腸内環境だけでなく、お肌の調子や精神状態も含め、全身の状態が改善されてきているはずです。

ここで耳寄りなお話を一つ。牛乳やヨーグルトなどの乳製品に含まれる乳糖を消化できない日本人が、約9割いるといわれています。乳糖が消化されないとそのまま腸に届くので、腸内細菌、とくに有用菌のエサになります。

一方、長年ヨーグルトなどを食べ続けてきた北欧の人などは乳製品を消化できるので、大量に摂ると太ることに。つまり、私たち日本人は乳製品では太りにくいのです（乳脂肪は注意が必要です）。〝長年の食習慣で民族ごとに腸内環境が違う〟という見本のようなお話です。

《〝ネバネバ系〟の食べ物はなぜいいのか》

病気で食欲がないなどの場合でも、免疫増強などの全身の健康を考えると、食物繊維、とくに発酵性の食物繊維を摂ることでよい結果が得られます。

そんな際におすすめなのは、オクラや納豆やもずくなどの〝ネバネバ系〟です。これらの食品に含まれるネバネバした粘性物質は、たんぱく質と多糖類が結合した糖たんぱく質という物質で、ヒトの体内の胃や腸、粘膜を保護し、異物の侵入を防ぐ役割もあります。便秘の予防にもなります。

また、もずくやめかぶには、フコイダンも多く含まれています。フコイダンも発酵性の食物繊維の一種で、免疫力の正常化、中性脂肪抑制、血液サラサラ効果等々、健康に欠かせない作用があります。

最強の食物繊維食といわれているのが〝麦とろごはん〟。すりおろした長芋と麦ごはんは、栄養学が発達していないころから、「スタミナ食」とされてきました。昔の人は経験で、食物繊維のミラクルパワーをわかっていたのですね。麦とろごはんを食べる際も、喉ごしがよいからと丸飲みすることなく、しっかり噛んで唾液をたくさん出しましょう。唾液にも、抗菌や免疫、消化酵素と、身体によい成分がぎっしり含まれています。噛まずに飲み込むのは、本当にもったいないことです。

④「がんになりにくい」メカニズム

厚生労働省発表の2018年人口動態統計によると、日本人の3大死因は、

1・悪性新生物（がん）
2・心疾患
3・老衰

男女ともにダントツの1位は悪性新生物、いわゆる〝がん〟全般です。がんの臓器別罹患者数では、大腸がんは男性の3位、女性の1位と、ともに上位に入っています。

「はじめに」でも触れましたが、『食物繊維の摂取量と死亡リスクの関係』のグラフに示されたように、食物繊維の摂取量が多いと総じて死亡率は下がります。特に男性のがん死亡率が下がり、循環器系疾患の死亡率は男女とも下がっていきます。

発酵性食物繊維を摂ることで、短鎖脂肪酸が増え、腸内を弱酸性にすることがで

きます。有害な二次胆汁酸ができにくくなり、がんや循環器系疾患の予防につながるのです。

また、酪酸は、大腸細胞の異常な増殖や病変を抑えることで、大腸がんの発症を防止する作用が期待されています。

普段から、塩辛いものや脂っこいものを好んで食べている人は、大腸がんのリスクを下げるためにも、毎日の献立に意識して根菜類や海藻、きのこ類やいも類などの食物繊維を積極的に摂り入れるようにしましょう。

◆なぜ、食物繊維は注目されるようになったのか？

そもそも、食物繊維が注目を浴びるようになったのは、１９７２年に英国のデニス・バーキット博士らの「食物繊維は大腸がんの予防に大きな影響を与えている」という報告があってからです。もともと大腸がんの患者さんが少なかった日本も、食生活の欧米化から、徐々に大腸がんにかかる人が増えてきました。

とくに、女性の大腸がんの死亡者数は年を追うごとに増え、２００６年にはがん死亡原因の1位になっています（最新の調査結果である２０１８年も1位）。

また、２０００年くらいから腸内細菌の研究が進み、とりわけ発酵性の食物繊維の研究が盛んになり、どのような食物に含まれているかがわかってきました。それまでは、漠然と腸内細菌にいいかもしれない、健康によい影響があるかもしれないという段階でしたが、食物繊維と腸内環境の研究成果が世に出てきて、さまざまな事実がわかってきたのです。

暁子先生が小林メディカルクリニック東京を開業したのは、２００６年のことです。開業準備期間中に腸内環境に興味を持って研究したところ、腸内細菌によい環境をつくると、便通だけでなく、血圧や腎臓の状態、内臓脂肪や肌の状態にまでよい影響があることがわかってきました。

小林メディカルクリニック東京の患者さんの多くは、腸内環境が悪いことで起こる便秘や腸内のガスだまり、肌荒れ、下痢、肥満による生活習慣病などの不調を抱えています。当クリニックでは、一般的な診療のほかに、腸内の不調について相談に乗る際は、食事について、とりわけ食物繊維の重要性について時間をとってじっくり説明しています。

「運動が嫌いな患者さんも多いので、食事の指導が大きなウエイトを占めます。60歳以上のシニアでも、真面目に取り組まれて、すぐに効果が出る方が多いですよ」と暁子先生はいいます。

多くの患者さんたちは、積極的に食物繊維を摂ることで腸内環境がよくなり、不調がみるみる改善するケースが多いのです。

また、食事の指導の一環で、身体に優しい食物繊維を補うサプリメント（詳細は巻末ページを参照）も使っています。基本は食品から食物繊維を摂取するのが一番ですが、サポートとしてサプリを併用することも効果のスピードを上げています。

〈短鎖脂肪酸の効果とは?〉

「短鎖脂肪酸」の主な働きをまとめてみましょう。

・栄養を効率的に摂取し、細胞のエネルギー源に
・腸内を弱酸性に保ち、有害菌増殖を防ぐ
・免疫細胞を活性化、免疫力を向上
・発がん性物質の生成を抑え、大腸がんや肝臓がんなどの予防に
・腸のぜん動運動を促進し、便秘を改善
・食欲抑制作用による、ダイエット効果
・体内で生成されるコレステロールを減らす　など

短鎖脂肪酸の中でも、とくに「酪酸」の働きは素晴らしく、腸内の酪酸菌が作り出す酪酸は、免疫の過剰な反応を抑える働きのある細胞（制御性T細胞）を増やし、大腸がんや肝臓がん、潰瘍性大腸炎などの発症を抑えるといわれています。

また、最近の研究では、酪酸は免疫力を上げることから、インフルエンザやウイルスなどの感染症にかかっても、症状が軽くすむとの報告もあります。

酪酸は、免疫の反応が過剰になることで起こるアレルギーにも、効果が期待されています。花粉症や食物アレルギーは「花粉」や「食物」を異物と認識して、過剰な免疫反応が起こる病気です。このように免疫系が暴走してしまうと、自分自身の正常な細胞に対してまで過剰反応を起こしてしまい、それがリウマチや多発性硬化症などの自己免疫疾患につながってしまいます。

こうした自己免疫疾患のケースでは、健康な人と比べて酪酸を作り出す酪酸菌が減少していたことがわかっています。

また最近、注目を集めている腸管ホルモンの一種である「GLP−1」（グルカゴン様ペプチド−1）の分泌を促進して、糖尿病を予防したり、改善する作用があることもわかっています。

「GLP−1」とは、別名〝やせホルモン〟とも呼ばれ、主に小腸から分泌され、脳の満腹中枢に働きかけ、食欲を抑えてくれます。この「GLP－1」は、さきほど紹介した食物繊維を摂ることでできる短鎖脂肪酸が、小腸から大腸にかけて多く存在するL細胞を刺激して分泌されます。「GLP－1」はダイエットに大きな効果が期待されている注目のやせホルモンなのです。

一方、やはり短鎖脂肪酸の一種であるプロピオン酸が、肝臓がん細胞の増殖を抑えた、という研究報告もあります。ダイエットにもがん予防にも、まずはしっかり食物繊維を摂ることが大切なのがここでも実証されているのです。

〈有害菌のエサになる、動物性食品〉

そもそも私たちの大腸には、数百種類の細菌が40兆個以上生息しているといわれています。腸内細菌にはさまざまな種類があり、電子顕微鏡の写真で見ると「花畑のようだ」というところから、「腸内フローラ」といわれています。

フローラの中には3つのタイプの腸内細菌がいて、それぞれ有用菌、有害菌、日和見菌と呼ばれています。

有用菌が全身の健康に好影響を及ぼす反面、有害菌が腸内で増えてしまうと悪臭のもととなるガスや、大腸がんの原因ともなる腐敗物質を生成してしまいます。

主な有害菌である、ウェルシュ菌や大腸菌、ブドウ球菌、腸炎ビブリオ菌などが好むエサは何かご存じですか？　実は、肉、魚、貝、卵、乳製品などの動物性食品なのです。動物性食品は、ほとんど食物繊維を含まないことはよく知られています。食事で動物性食品を多く摂取する人は大腸がんのリスクが高いというのは、もはや常識になっています。

もちろん、肉や魚、卵などに多く含まれるたんぱく質は身体のエネルギー源となる大切な栄養素ですが、肉や魚メインの偏った食生活は、腸内の有害菌を増やすことになります。やはり意識して食物繊維が豊富な食材を副菜として取り入れて、腸内に有害菌が増えないようにすることが大切です。

◆〝発酵性〟がポイント！　新たな腸活のススメ

さて、発酵性食物繊維は、製造の過程で発酵する発酵食品と違い、腸内で発酵するのが特徴です。

前述のように食物繊維には、第1期の不溶性食物繊維と、第2期の水溶性食物繊維、最新の分類として第3期の発酵性食物繊維があります。第1期の一部と第2期の大部分は発酵性にも分類されています。

今回おすすめしたいのが、食物繊維の中でも、とくに発酵性の高い食物繊維です。

私たちの健康に寄与する腸活のために食物繊維を選ぶなら、〝発酵性かどうか〟に注目しましょう。

発酵性のカギとなる物質が、前に触れた「酪酸」です。これからの腸活は、酪酸菌を増やすことを目指しましょう。発酵性とは、酪酸が産出されやすいということを意味します。

〈〝発酵性〟の食物繊維を摂るには主食系穀物が狙い目〉

具体的に、どんなものを食べればよいかご紹介しましょう。

主食となる穀類の食物繊維はほとんど発酵性です。米や小麦、大麦、ライ麦などの麦類が発酵します。とりわけ、β―グルカンを豊富に含むもち麦は、毎日の主食としておいしく食べられるのでおすすめです。

β―グルカンは、腸内に有用菌を増やしたり、糖質や脂質などを包み込んで消化・吸収を遅らせ、血糖値の上昇をゆるやかにします。また、胆汁酸を排出してコレステロールの分解を促すなど、海外でも「健康によい効果がある」と注目が集まっています。

日本人が好んで食べるそばも、発酵性食物繊維が豊富です。また、熟した果物に多く含まれるペクチンが発酵性食物繊維です。最近、キウイフルーツは発酵性食物繊維が多いと明らかになり、話題となりました。

野菜類は、根菜類のゴボウやラッキョウなどの、根になっているものを選びましょう。イモ類は、ペクチンを多く含み、多種類の食物繊維を同時に摂れるのでおすすめです。食物繊維ではありませんが、大腸で発酵して腸内環境を整えてくれる「レジスタントスターチ」があります。レジスタントスターチは「難消化性でんぷん」と呼ばれ、炭水化物の一種です。食物繊維のように大腸まで消化されずに運ばれ、多様な腸内細菌の働きをバランスよくサポートします。その代表が「冷やご飯」です。炊き立てのご飯にもレジスタントスターチは含まれていますが、ご飯を冷ますことで含有量がはるかに多くなるからです。おにぎりにしたり、サツマイモなどのイモ類もふかした後に冷ましてから食べるのがよいでしょう。レンジなどを使い高温で再加熱すると含有量が低下しますので気を付けましょう。

〈海藻を〝発酵〟させられるのは日本人だけ！〉

発酵性食物繊維が豊富な海苔、ワカメ、昆布、めかぶなどは、日本人にとって毎日の食卓に欠かせない食材ですが、日本の長寿村の研究では、長寿者の多くが毎日のように海藻を口にしていると報告しています。

四方を海に囲まれた日本ならではの常備食である海藻を消化する酵素は、日本人と一部のヨーロッパの人しかもっていないことはご存じでしょうか。

日本では長年の食習慣として海藻を食べ続けてきたので、日本人の腸内細菌だけが発酵させられる力を得たようです。

腸内細菌のエサになる海藻を効果的に食べられる恩恵を活かして、ぜひとも毎日、摂っていきたいですね。

〈発酵しない食物繊維もある?〉

ここまで発酵性食物繊維についてお伝えしてきましたが、一方で、発酵しない食物繊維もあります。

レタスやキャベツに含まれる食物繊維はセルロースという不溶性食物繊維が多く、量もわずかです。葉物野菜は量は多く見えますが、大部分が水分で、セルロースは発酵しません。「Tシャツなどの生地に使われる綿の成分がほとんどセルロース」といわれると、イメージがわくでしょうか。腸活には、野菜サラダをたくさん食べるより、食物繊維が豊富なゴボウなどの根菜類を食べるほうがよいでしょう。

〈発酵食品と発酵性食物繊維の違い〉

発酵というと、〝腐る〟イメージを持たれがちですが、発酵と腐敗は、似て非なるものです。どちらも細菌が有機物を分解するのですが、発酵では人間の身体によい物質を、腐敗は身体を害する物質をつくり出します。腐敗は身体に害のある硫化水素やアンモニア、クレゾールなど発がん性がある物質をつくり出します。

他方、日本人にはなじみのある納豆、みそ、しょうゆ、キムチなどの発酵食品は、〝食品をつくる過程で発酵の力を借りて、うまみや栄養素の増加を得ている食品〟です。漬物などの伝統食も当てはまります。

すでに発酵している食品ですから、腸内発酵とは少し意味が違うのですが、乳酸菌や納豆菌が多く含まれ、腸内細菌の絶好のエサとなる、素晴らしい食品です。発酵食品を食べることで、腸内の有用菌が活性化して、有害菌を減少させることができます。発酵性食物繊維と一緒に、毎日、いろいろな発酵食品を摂って、さらに腸内環境をよくしましょう。

このように、さまざまな種類の発酵食品を摂ることで、腸内環境の多様性を高め、腸内環境を若返らせる狙いもあります。先に紹介した納豆、みそ、しょうゆのほかにも、発酵食品はたくさんあります。

・サラミ、アンチョビ、塩辛、かつお節、ピクルス、メンマ
・日本酒、ワイン、焼酎、甘酒

これらの発酵食品を食物繊維と一緒に摂ることで、さらなる腸内環境の改善につながります。ぜひ毎日のメニューに積極的に摂り入れるようにしましょう。

◆日本人の食物繊維摂取量の推移は以前の3割減に

「日本人の食物繊維の摂取量が激減している……」というのは、栄養学の研究者たちの共通の悩みです。1955年と比較すると約3割減少しました。なかでも穀物による食物繊維は、約7割も減少しています。

江戸時代から昭和初期まで、ほとんどの日本人の主食は麦ごはんだったので、豊富な食物繊維を摂っていたと推測されています。しかし現代は洋食をメインにした

日本人の食物繊維摂取量の推移

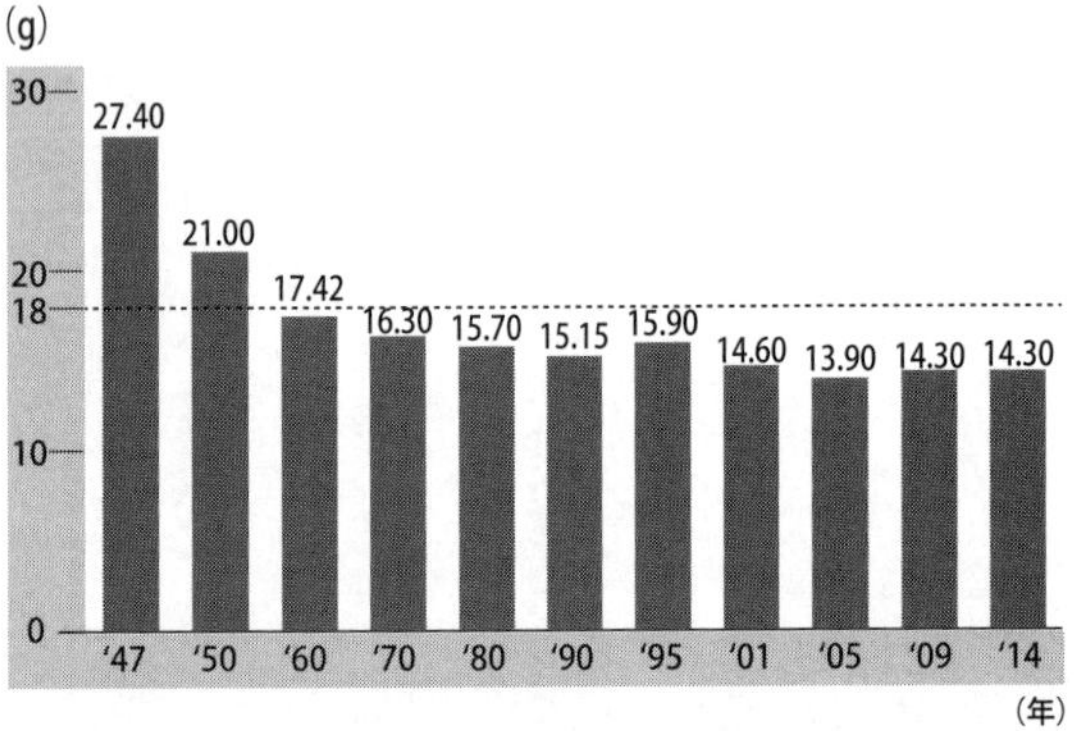

※参考資料：「日本人の食事摂取基準2015年版」「平成26年国民栄養調査結果」

食生活を送る人が増えました。食物繊維がたっぷりな和食を食べる機会が減ったことも、食物繊維の摂取量が減った大きな要因でしょう。

農村を中心に多くの日本人の主食であった麦ごはんは、白米に大麦を4～6割まぜたもの。それにみそ、清物といった植物由来の乳酸菌が摂れるおかずを昔の日本人はよく一緒に食べていました。

大麦には水溶性食物繊維が豊富に含まれています。また、野菜やイモ、豆などのおかずが多く、不溶性食物繊維もしっかり摂れ、食物繊維摂取のバランスがよかったのです。そのおかげで大腸がんをはじめとする、腸の病気は少なかったと考えられています。

また、昭和30年代ごろから食の欧米化が進み、食事に脂肪分が増え、主食は食物繊維の少ない白米ごはんや白いパンが多くなりました。食生活の中では、とりわけ主食が変化することで、食物繊維の摂取量は激減したのです。

〈新・日本人の体質にあった食物繊維メニュー〉

食物繊維を多く摂るという意味では、昔ながらの和食の基本「一汁三菜」が理想的です。伝統的な食事のよさを見直してみるのも、健康への重要なポイントです。

また、「海藻は日本人だけが発酵させることができる」というお話をしましたが、〝日本人の体質に合っているか〟という観点も、毎日の食事メニューを決める上では大切なポイントになるでしょう。

ただ、毎日、手の込んだ料理を作るのは難しいかもしれません。必ずしも「一汁三菜」にこだわらなくてもよいのですが、食材は身体によい発酵性食物繊維を選んで、毎日の食事を少しでも工夫していただきたいと思います。

小林家でも、家で毎食一汁三菜を摂れるわけではありません。今なら便利で手軽に摂れる冷凍やレトルトの食物繊維たっぷりの食品を利用することができます。もち麦などは、ゆでて冷凍したものをストックするだけで、用途は広がります。イタリアンのサラダのトッピングにしたり、中華風スープにしたりしてもおいしくいただけます。

便利な食品を上手に利用して気軽に、なるべく毎食、食物繊維を長く摂り続けることをおすすめします。毎日の食卓に取り入れやすい、腸内細菌が喜ぶ食物繊維たっぷりのメニューは、第3章で具体的にご紹介します。

◆食物繊維の新しい基準値とは？

食物繊維は炭水化物の一部

炭水化物	糖質	糖類	単糖類	ぶどう糖　果糖　ガラクトースなど
			二糖類	ショ糖(いわゆる砂糖)　乳糖　麦芽糖など
			少糖類	オリゴ糖
			多糖類	でんぷん　デキストリンなど
			糖アルコール	キシリトール　ソルビトール
	食物繊維			セルロース　ヘミセルロース ペクチンなど

食物繊維の基礎的な仕組みがわかってきたところで、「１日にどのくらい摂ればいいの？」という疑問がわいてきます。「はじめに」でも触れましたが、もう少し詳しく説明します。

多くの健康記事などで使われる、１日の食物繊維の摂取量は、『日本人の食事摂取基準』（厚生労働省）を参考にしています。『日本人の食事摂取基準』は、厚生労働大臣が２００２年に公布した健康増進法に基づいて、「国民の健康の保持・増進を図る上で摂取することが望ましいエネルギー及び栄養素の量の基準を示すもの」として５

年ごとに発表しています。

栄養学の専門家や、病院の先生方が検討を重ねて内容を決定しており、最新の2020年度版も発表されています。

毎回、社会情勢に応じた策定ポイントを公開し、今回は脂質異常症や高齢者のフレイル（運動機能の低下で要介護の前段階）対策を発表しています。

食物繊維については、「炭水化物」の項で、「食物繊維摂取量は主な生活習慣病の発症率または死亡率に強い関連が報告されています。とくに、穀物の食物繊維が糖尿病発症リスクを低減するとする報告が多くみられる」とされています。

1日あたりの摂取目標量は、「18歳〜64歳の男性は21g以上、女性18g以上」です。ただし、これは必ずしも理想値ではないとも示されています。前出の青江先生は研究結果から、「理想は、1日24g」とおっしゃっています。「食物繊維の摂取量が増えれば、糖尿病やがん、高血圧などの病気が減っていく、素晴らしい栄養素」といえるのです。意識して摂る努力をしないとすぐに不足してしまいます。

一方、アメリカ食品医薬品局（FDA）では、成人男性で一日38g、成人女性で29gを推奨していますが、実際の平均摂取量は日本もアメリカも15gほどです。日本では、届かない目標を掲げるよりも現実的な数値にしましょう、という考え方のようです。まずは「1日の総量、男性は21g、女性は18g」を目指しましょう。

また、食物繊維のなかでも不足しているのが穀物由来の食物繊維です。穀物に多く含まれる炭水化物は、ダイエットの〝敵〟というイメージがあります。ところが、「腸活」的には、重要な存在として注目されています。

すでに発酵性の食物繊維の項でお伝えした通り、玄米や大麦など穀物に含まれる食物繊維が、有用菌を増やす働きをすることがわかっているためです。

問題なのは、食物繊維を取り除いた白米や白いパンなど、吸収が早い糖類をたくさん食べることです。同じ炭水化物を食べるなら精白されていない米や麦など、食物繊維を多く含む穀類をおすすめします。必ずしも炭水化物＝悪ではないのです。

〈食物繊維も、少しずつ増やすことが肝心〉

食物繊維の摂取量を増やすには、どうすればいいのでしょうか。

小林メディカルクリニック東京院長の暁子先生は、経験から編み出したコツがあるといいます。

「クリニックでは、お通じの調子のよくない方には、いきなり食物繊維を増やすのではなく、徐々に増やしていくことをおすすめしています。便秘のタイプはさまざまです。たとえば、下剤の摂り過ぎで腸が動かなくなっている場合は、普段食べ慣れない食物繊維を大量に摂ったりすると、逆に体調が悪くなってしまったりします。少しずつ始めて、徐々に増やしていく。長期戦を構えるのが理想です」

食べ慣れない食材やサプリメントなどを急に摂ると、腸内細菌も発酵のバランスが取れないので、お腹が逆に張ってしまうこともあります。苦しくなってすぐやめてしまうのでは、もったいないことです。

私は患者さんたちに、「同じような食材にこだわらず、いろいろな種類の食物繊維を摂るようにしてください」とアドバイスしています。

たとえば、高発酵の食物繊維が豊富な納豆は、食べ慣れていないと最初はお腹が張ってしまうことがあります。

ほかにも玄米や根菜類や豆類も、身体によいからといって一度にたくさん食べると、人によってはお腹にガスがたまったり、便が緩くなることもあります。

ここは慎重に少しずつから始めて、腸の中にいる腸内細菌と対話するような気持ちで、様子を見ながらこまめに摂るようにしましょう。

最初のうちこそ「自分には相性が悪いかな」と思っても、じつは少しずつよい方向に導いていてくれているのです。その証拠に、食物繊維を意識して摂り始めて約1週間後くらいから「お腹がスッキリした」「お腹のハリがなくなって、便通がよくなった」と実感する人も多いようです。

この〝新しい食材は少しずつ食べる〟という方法には、根拠があります。食べ慣れていない「エサ」に対応して発酵する腸内細菌は、最初から数が限られています。腸内細菌がエサに慣れて数が増えてくるまでは、少ない腸内細菌でも対応できるように、最初は少しの量から始めるのがお腹にやさしい方法といえるのです。

腸内細菌の最近の集大成的な書籍『腸科学』（ソネンバーグ博士夫妻共著）に、「多種多様な腸内細菌は、新たに受け入れる食材に対する発酵準備をほんの1～2日という短期間で整え、次に来た際にしっかり発酵させる」という主旨の報告が載っています。腸内細菌のこの素早い準備のおかげで、私たちは、環境が変わって食べ慣れない食材を口にしても、生き長らえてこられたのでしょう。

最近、テレビや雑誌で話題の発酵性食物繊維を多く含むもち麦を、白米に加える際も、少しずつ入れていくのが望ましいといえます。いきなりもち麦を白米の3割にするのではなく、1割ぐらいから徐々に増やしていくほうが、違和感なくスムーズに食卓に定着させられるでしょう。

私たち日本人は、「この食べ物が健康によい！」と聞くと、そればかり食べてしまう傾向があります。たくさん食べたからといって、即、効果を実感できるわけではありません。毎日の食事の中に、少しずつ食物繊維が豊富な食材を摂り入れていき、こつこつ毎日続けることにより、腸内の有用菌を増やしていくのが得策です。

医学の発達でわかってきた食物繊維の新常識と、腸内細菌のエサとなる食物繊維の摂り方のコツをここまでお伝えしてきました。次の項からは、私たちの身体に、食物繊維がどう作用するのか、お伝えしていきましょう。

◆だから身体がよみがえる！ 食物繊維のすごいパワー

◎パワー1・コレステロール値を抑える

健康が気になる中高年世代の〝3高〟は、高コレステロール、高血圧、高血糖です。そのひとつである〝コレステロール値〟は、健康診断で必ずチェックされる項目です。「ずいぶん高いですね」と医師から指摘されて、気にしている方もいるかもしれません。

コレステロールというと、どうしても悪者のイメージがありますが、じつは私たちの身体に必要な脂質の一つです。体内の細胞膜の材料になったり、ホルモンを合成するときに使われたり、脂肪の吸収を促進する胆汁酸の原料になったりします。

胆汁酸とは胆汁の主成分であり、肝臓でつくられます。水に溶けない脂肪酸、脂溶性ビタミン、コレステロールなどの脂質成分と結合することで、油成分の吸収を助けて、腸内で〝洗剤〟の役割をします。

またコレステロールが不足すると、〝全身の血管がもろくなる〟という恐ろしい事態にもつながります。

しかし、コレステロールが必要以上に高くなると、脳梗塞や、心筋梗塞が心配になってきます。というのもコレステロールには、肝臓へコレステロールを運ぶHDL（善玉）コレステロールと、細胞によって体内に取り込まれるLDL（悪玉）

コレステロールがあります。この2つのコレステロールと中性脂肪が異常値となると、血管内に脂質がたまり、動脈硬化を進める原因となるからです。

食物繊維は小腸で脂質を消化吸収する際に、胆汁酸を絡めて外へ出す作用を発揮します。

胆汁酸が不足すると肝臓で血中のコレステロールが分解され、再び胆汁酸を生成します。そのためコレステロール値は下がっていくのです。うれしいことに血中に多く含まれる悪玉コレステロールが下がり、善玉コレステロールは減ることはありません。

このような仕組みから、食物繊維を意識して摂っていると、コレステロール値が下がっていくのです。

コレステロール値を抑制するには、食物繊維の基準値である1日21g（男性）を「毎日、2か月」ほど摂り続けていけば、効果が期待できます。

日本人を対象とした試験ですと、数値が下がり始めるのが最初の1か月目くらいで、2か月経てばかなりの効果が実感できるといわれています。

ところが、実際の日本人の食物繊維摂取量は平均約15gです。そのうちの発酵性食物繊維の摂取量は2gを切っているといわれています。ある検証試験では、3gの発酵性食物繊維を摂ってもらうとコレステロール値が確実に下がった、というデータもあります。

摂取した食物繊維のうち、どれくらいが発酵性食物繊維かを特定するのが難しい場合は、食物繊維を1日21g摂ることで約3gぐらいの発酵性食物繊維の摂取がクリアできるようです。

おすすめ食材は雑穀のなかでも、β―グルカンの含有量が最も多いもち麦です。主食のごはんに3~5割のもち麦をまぜて炊いた「もち麦ごはん」を一日に1~2回食べるだけで、効果が期待できる手軽な〝コレステロール値対策食〟です。

もち麦の食物繊維は強い粘性があり、腸内通過に非常に時間がかかるため腹もちがよく、食べ過ぎを防ぐ効果もあります。β―グルカンをはじめとする発酵性食物

食物繊維のすごいパワー

【ダイエット効果＆健康効果】

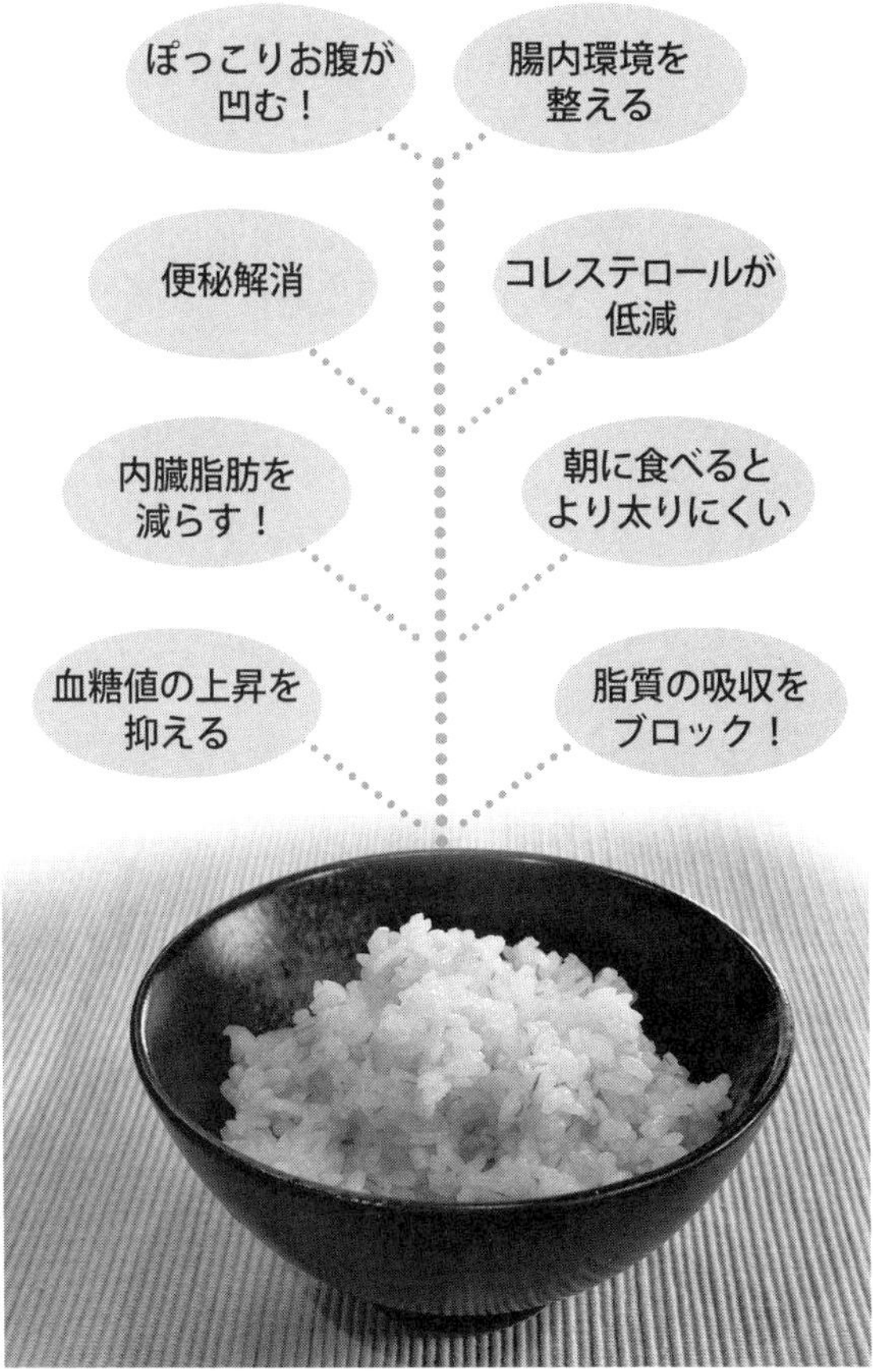
ぽっこりお腹が凹む！
腸内環境を整える
便秘解消
コレステロールが低減
内臓脂肪を減らす！
朝に食べるとより太りにくい
血糖値の上昇を抑える
脂質の吸収をブロック！

繊維は、水に溶けて腸内細菌によって利用されます。食事の習慣として、毎日摂りたいものです。

◎パワー2・便秘を解消し、快便・美肌にする

患者さんのなかで中高年になると、お通じのお悩みを抱える方が増えてきます。とくに、「若い頃は快便だったのに、最近ではトイレで1時間踏ん張っても出ない」という方の苦労は並大抵のものではありません。便秘になると、腸の中に毒素がたくさんたまり、それが大腸で吸収されて、お肌のコンディションなどにも悪影響をおよぼすことがわかっています。

その原因として、便秘が続くと腸内細菌が出すＬＰＳ（リポ多糖）という腸内毒素が体内を巡っていき、身体のさまざまな場所で酸化を起こすことが挙げられます。肌が酸化するとシミの元になり、水分などの保湿力が悪くなることでしわの原因に

もなります。

便秘に関しても食物繊維をしっかり摂ることです。腸内細菌は、だいたい1週間くらいでその様相を変えていきます。意識して食物繊維を毎日摂るようになると、1週間過ぎた頃に「なんとなく腸の調子がいいな」と気づくと思います。さらに2週間経つと、便通などがしっかり改善してきます。

腸内環境が安定する1か月後には「最近は、肌まで調子がいい」と嬉しい実感を得ることができるでしょう。

◎パワー3・食後の血糖値の上昇をゆるやかにする

検診の結果などをもとに「糖尿病予備軍かもしれない……」と気にされている方は、食後の血糖値の上昇を緩やかにしたいと、切実に願われているかと思います。

血糖値を下げるためには、発酵性の食物繊維が糖質を包んでゆっくり吸収する働きが重要になります。それによって、血糖値が上がるのを緩やかにします。最近、実践している方が多い「食べる順番ダイエット」は、食べる順番に注目して血糖値の急上昇を抑えようというものです。

基本は〝野菜から食べること〟です。

野菜を先に食べるというのは、お腹を膨らませて食べ過ぎを抑えるという効果を狙っていますが、それ以上に、食物繊維の多いものを先に摂ると、脂質や糖質の吸収がゆっくりになる効果があるのです。

具体的にはレタスなどの生野菜よりも、食物繊維が多い根菜類や海藻などを先に食べるほうが有効です。

その際に重要なのは、ゆっくり時間をかけて、よく噛んで食べることです。前に挙げた唾液の健康成分で消化吸収がよくなり、殺菌作用も高まって身体によいことずくめです。

◎パワー4・高血圧を予防、血圧を下げる

健康診断で血圧を測った際、高い数値が出ると「生活習慣病」の可能性を疑います。血圧は測る時間帯や寝不足などで数値に変動はありますが、「上（収縮期）の値が140〜159／下（拡張期）の値が90〜99」だと高血圧の範囲になります（家庭用の血圧測定器の場合は、基準値に違いがあります）。高血圧が続くと、将来的に脳卒中や心臓病を引き起こす危険性があります。

高血圧はその原因によって「本態性高血圧」と「二次性高血圧」に分けられます。日本人の高血圧の大半は「本態性高血圧」で、リスク因子は塩分の摂り過ぎ、肥満、ストレス、喫煙などです。「二次性高血圧」の要因は腎臓の不調が挙げられます。

腎臓の働きが悪くなり、余分な塩分と水分の排出が難しくなると、血液量が増加します。これが血管を圧迫して血圧が上がります。

また、血圧が上がれば腎臓への負担が増え、さらに腎臓の機能が低下するという

悪循環に陥ります。腎臓を守るためにも、血圧のコントロールはとても重要なのです。さらに腎臓の機能がうまく働かなくなるのは腸内細菌も関係していることが、最近の研究結果としてわかってきました。

ここで、食物繊維が登場します。

腸内細菌が原因であれば、腸内環境をよくすることで、高血圧の改善につながります。食物繊維をしっかり摂ると、血圧が正常になるのです。腸内細菌がつくる「D—アミノ酸」が、腎臓を保護する働きをして、さらに血圧コントロールに役立ちます。

また、肥満も高血圧の要因です。食物繊維を摂り内臓脂肪を減らせば、血圧も下がります。高血圧の改善には、約1か月ほどかかるのが目安です。すぐに数値が下がらなくても、あきらめずに毎日、食物繊維を摂るようにしましょう。

「医食同源」という言葉がありますが、毎日の食事に気を付けることが、病気を予防する最善の道なのです。

◎パワー5・朝食べれば、昼まで続く〝セカンドミール〟効果

「セカンドミール効果」について聞いたことがあるでしょうか。「セカンドミール効果」は、トロント大学のジェンキンス博士が1982年に発表した理論で、最初に摂る食事（ファーストミール）が、次に摂った食事（セカンドミール）後の血糖値にも影響をおよぼすと定義しています。1回目の食事に糖質が少なく食物繊維が豊富なメニューを選ぶと、食後血糖値が抑えられるだけでなく、2回目の食事でも血糖値を抑えられる効果があるというのです。豆科植物（大豆など）で試して確認したものです。

この「セカンドミール効果」をもう少し詳しく説明しましょう。朝食に発酵性の食物繊維を食べれば、効果は1日続きます。そのうち、一番効果が高いのは、食事後4時間から5時間です。朝食べると昼頃に、効果があらわれるのです。朝食で摂った発酵性の食物繊維を腸内細菌がエサにして、活発に短鎖脂肪酸を出すと、血糖値

を下げる働きのある消化管ホルモンＧＬＰ―１が出て、次の昼食の後も血糖値の上昇を抑えてくれます。これがセカンドミール効果のからくりです。

じつは腸内発酵は１日中続きますが、だんだん効果が弱くなっていきます。したがって、おやつの時間などにもう一回、食物繊維が多い食品を食べるとよいのです。おすすめは豆類やいもですが、ペクチンという多糖類が豊富なドライフルーツもいいでしょう。おやつに食物繊維が多い食品を摂れば、１日中血糖値の急上昇を抑える効果が続きます。

◆約40兆個の〝相棒〟

腸内細菌のエサである食物繊維が十分に摂れていないと、どうなるのでしょうか。前出のソネンバーグ博士は、「食物繊維を摂らないと腸内細菌は唯一残された食べ物、つまりあなた自身を食べるしかない。腸内細菌が腸の粘液層に含まれる多糖類

（ムチン）を食べると、腸の内壁がどんどん薄くなっていき、微生物を安全な距離に遠ざけていた保護機能膜が破綻《はたん》します。同じことが毎日のように繰り返されれば、免疫系が危険を察知し、大腸に炎症を起こすのです」といっています。

自分のお腹にいる細菌に腸壁を食べられると聞くと、驚いてしまうかもしれませんね。ところが、実際に私たちは、〝腸内細菌〟という自分とは違う他の生物と共存しているのです。その数、約40兆個。重さも全部合わせれば1kgから1・5kgもあり、大腸の内壁にみっしり密集して生息しています。

それらが短鎖脂肪酸を生成し、私たちの全身の健康に守ってくれています。腸内細菌は、何とも頼りになる〝相棒〟なのです。

◆腸と自律神経の関係

腸と食物繊維の関係をさまざまな角度でお話ししてきましたが、腸内環境は自律神経とも相関関係があります。

　私も自律神経に関して長いこと研究をしてきましたが、自律神経の働きのひとつに、腸のぜん動運動のコントロールがあるとわかってきました。

　ここで、自律神経について説明をしましょう。自律神経とは、体内に張り巡らされている末梢神経で、血管の拡張や収縮、呼吸や体温調節、内臓の働きをコントロールしています。

　自律神経には、「活動中や緊張時に活発になる交感神経」と「リラックス時や睡眠中に優位になる副交感神経」があります。

　腸の働きに関しては、緊張して交感神経が優位になると、腸のぜん動運動が鈍くなり、逆にリラックスして副交感神経が優位になると、活発になります。時間帯でいうと、副交感神経が優位になる睡眠中は胃腸の動きが活発になり、消化を促します。また、運動中や仕事中は交感神経が高まるので、消化が抑制されます。

　したがって、食後すぐ動いたり、食べながら仕事をするのはよくありません。やはりしっかり「食休み」をして、副交感神経を優位にして腸の動きをよくすると、自律神経が整い、健康にとってよいのです。

◆腸が元気になると自律神経が整い、やせてキレイになる！

腸と脳が密接な関係にあることは、これまでお伝えしてきましたが、そもそも腸が健康だとなぜ自律神経が整うのでしょうか。

そのメカニズムは、気持ちを安定させてくれる「セロトニン」や快楽物質である「ドーパミン」などの生成に腸が関わっているためです。じつはセロトニンは約90％が、ドーパミンは約50％が腸内細菌によってつくられています。

セロトニンは、自律神経の調節に重要な役割を担っており、正常に分泌されていると、自律神経がバランスよく働きます。腸内環境が整うことで、セロトニンが正常に分泌されて自律神経がバランスよく整います。このメカニズムにより、気持ちが前向きになり、ストレスにも強くなる、というわけです。

逆に腸内環境が悪いと、もろにストレスの影響を受けてしまうことで、下痢をしたり、腸内に潰瘍ができてしまったりします。

腸の調子が悪くなると、今度は不快感や不安が自律神経を通じて脳に伝わり、脳にも強いストレスを与えてしまうのです。

さらに、腸が活性化して、自律神経が整うことで、次のような嬉しいことを実感することができます。

★血液のめぐりがよくなり、代謝がアップ

★脂肪が燃焼しやすくなり、やせ体質に

★便秘が解消されて、むくみも消える

★肌のくすみが消え、肌のきめが整う

このように、「腸内環境がよくなる」↓「自律神経が整う」↓「脳にもよい影響」↓「幸せホルモンのセロトニンが増える」↓「便秘が治って気持ちが明るくなる」

↓「イライラしなくなった」↓「ストレスに強くなり、毎日ハッピー」などのスパイラルが続いていきます。腸内環境を整えると、脳の状態もそれに比例してよくなります。その橋渡しをするのが食物繊維なのです。

〈〝糖質制限〟のし過ぎは、腸内環境の悪化を招く〉

食事で、炭水化物（カーボ）を制限する「ローカーボダイエット」は主食を摂らないだけで、みるみるやせるとブームになりました。現在続行中の方もいるかもしれません。

ところが、簡単で効果的に見えるダイエット法ですが、日本人の体質には合わない可能性があります。というのは、長年、穀類の食物繊維を摂ってきた日本人は、〝穀類を抜く〟ことで食物繊維が不足がちになり、腸内環境が悪化することが懸念されるからです。

ローカーボダイエットは、腸内細菌のエサとなる炭水化物を摂らないので、腸の奥にいる腸内細菌が飢えて、腸内フローラが乱れる原因になるといわれています。ソネンバーグ博士が提唱する「腸内細菌に届く炭水化物」が欠乏してしまい、腸の機能が劣化した状態（ディスバイオシス）となる可能性も出てきます。ディスバイオシスは、炎症性腸疾患、肥満、糖尿病、がん、動脈硬化、自閉症などさまざまな疾患と関係していることが報告されています。

それを防ぐために積極的に摂ってほしいのが、玄米や大麦、小麦ブランなどの精白していない穀物や、海藻など発酵性食物繊維を含む食品です。これまでもお伝えしてきたように、人は自分では消化できない発酵性食物繊維の成分を腸内細菌に食べてもらうことで、短鎖脂肪酸などの有用な代謝物を生成しています。このように、腸内細菌の種類が多く腸内にいる人のほうが、より健康が維持されます。

極端な糖質制限は、エネルギー不足になるだけではなく、腸内細菌のエサを減らすことにもつながります。腸内環境を整えるうえで、マイナスに働くのはそのためです。

◆食物繊維を摂るときは、ゆっくり噛んで食べる

ここまで食物繊維のもつスーパーパワーの一端をご紹介してきましたが、食物繊維を摂る際に、効果的な方法をお教えしましょう。それは、ゆっくり噛んで食べることです。

私はよく患者さんに、「30回噛んでください」とアドバイスしています。忙しくて早食いが習慣になっていた人も、これからは食事の際はよく噛んで、食物繊維と自分の唾液をよく混ぜて消化吸収しやすい形で胃腸へ送り出してほしいのです。

なぜ唾液が貴重かというと、唾液の成分は、消化酵素の他にも、健康を守る成分が100種類以上含まれているからです。唾液が大事だという一例を挙げますと、歯周病や虫歯のリスクを下げたり、風邪やインフルエンザなどのウイルスをブロッ

クしたりするなど、免疫の最前線を守っています。

ゆっくり、よく嚙むことで、満腹中枢が刺激され、食欲が抑えられる効果もあります。「早食いは太るもと」とはよくいったものです。

また、ローカーボダイエットや腸を一度からっぽにする「ゆる断食」でも、「腸内細菌に届く炭水化物」をしっかり摂って、腸内細菌が高発酵の状態をキープする「セカンドミール効果」を高めるようにしましょう。その意味で、朝食抜きはおすすめ出来ません。

〈3か月続けるのは大変なこと。途中休んでもOK!〉

毎日の積み重ねで食物繊維を少なくても1日21g以上摂り続けると、1週間ぐらいで腸の菌叢《きんそう》（腸内フローラ）が変わってきます。菌叢が変わってくると、それらが安定して健康にいい物質をつくり出す状態になってきます。体調がよくなったと思えるまでは、約1か月ぐらいかかりますが、ここまできたら「便秘解消」「お肌ピカピカ」「気分が明るく前向きになった」と実感できることでしょう。

3か月続けると内臓脂肪などが減り始めるようになります。その頃の全身の健康状態が楽しみですね。

何かを3か月続けるというのは、とても大変なことです。途中休んでも、また始めればOK。本書を手に取ってから、やれることからゆっくり始めて、楽しみながら少しずつ続けて欲しいと思います。

第2章

食物繊維のかしこい摂り方

◆腸を活性化させる食物繊維を多く含む食品とは？

第1章では、食物繊維の持つパワーが、いかに私たちの身体に好影響をおよぼすのかについて述べてきました。

みなさんは「食物繊維が多い食べ物は何ですか？」と聞かれたら、「ゴボウなどの根菜類」「サツマイモなどのイモ類」と答える方が多いかもしれませんね。確かに、ゴボウやダイコンなどの根菜類や、サツマイモやヤマトイモなどのイモ類には食物繊維が豊富に含まれていますが、それ以外にも食物繊維を多く含む食材はたくさんあります。

いくらゴボウやサツマイモに食物繊維が豊富に含まれているとしても、毎日、同じものばかりを食べ続けるわけにはいきません。

どんな食べ物にどのくらい食物繊維が含まれているのか知っておくことで、毎日の献立を工夫しながら、おいしく、飽きずに摂り続けることができます。

食物繊維の摂取量の目標が男性で1日21g、女性で18gということはすでにお話ししましたが、目標のクリアはなかなか難しいもの。とくに外食が多い生活の場合、どんな食材に食物繊維が豊富なのかを知っておくことで、外食のメニューやコンビニなどの食品のなかで、食物繊維が多いものを選ぶことができます。

まずは1日1食だけでも、食物繊維がたっぷり入った食材を意識して摂るようにしましょう。**慣れてきたら、食材をいろいろ組み合わせたメニューを考えていき、最終的に目標をクリアすればベストです。**

次のページから「どんな食べ物に食物繊維が多いのか？」「食物繊維をどのように摂ると効果的なのか？」について、具体的に紹介していきます。

◆どんな食材に食物繊維が豊富なのか知っておこう

一般的に「積極的に食べられている食物繊維食材」ですが、左の図表のように「葉物野菜」「根菜類」「きのこ類」の順番に食べられているようです。やはり、「葉物野菜」などは、食物繊維をたくさん含むイメージがあるのでしょう。

最近の研究では、食物繊維を含む食べ物として一般的に知られている葉物野菜やこんにゃくなどは、低発酵のものがほとんどだといわれています。

しかしながら、低発酵でも水溶性食物繊維と不溶性食物繊維にはそれぞれの働きがあります。腸を活性化させるためには、毎日の食事の中でいろいろな食材と組み合わせて、バランスよく摂るようにしましょう。

便秘を解消するための理想のバランスは、「水溶性食物繊維 対 不溶性食物繊維＝1対2」です。

積極的に食べられている食物繊維食材

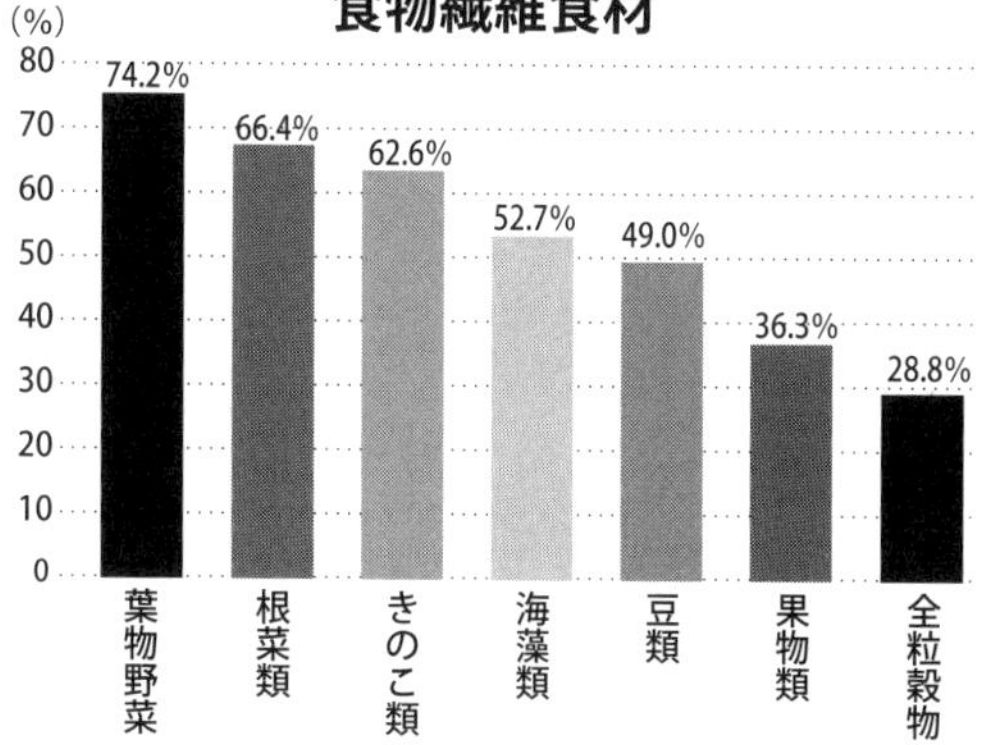

※参考資料：「発酵性食物繊維コンソーシアム」

◉食物繊維を多く含む食材

それでは、ここからは食物繊維が多く含まれる（100g中4g以上）食材を見ていきましょう。食材選びの目安にしてください。

〈穀類〉は押し麦や、ライ麦パンを食べるのがベターです。白い色より精白前の茶色系の食材の方が、食物繊維が多く含まれています。主食は精白米ではなく、麦ごはんや玄米に代え、パンなら白い食パンよりライ麦や全粒粉のパンに代えて、しっかり食べるようにしましょう。

〈豆・大豆類〉も食物繊維が豊富な食材です。とくにいんげん豆や小豆、大豆は根菜やイモ類以上の食物繊維を含んでいます。ゆでることで食物繊維の含有量がアップするのも特徴です。スープにして食べるとよいでしょう。きな粉も食物繊維をたっぷり含んでいます。ヨーグルトにかけたり、牛乳と混ぜたり、アレンジがしやすいので、間食に取り入れてみてはいかがでしょうか。

〈種実類〉のアーモンドやピスタチオ、カシューナッツなどは、間食に取り入れるのがおすすめです。ナッツ類はミネラルを豊富に含んでいます。身体を正常に保つために必要な栄養素ですが、体内では生成できません。腸内環境が整うと、マグネシウムや亜鉛、カルシウム、鉄分などのミネラルの吸収をよくします。それらの相乗効果で食物繊維の働きもアップするのです。

また、ごまも食物繊維やビタミンEが豊富です。スープに入れたり、そばつゆに入れたり、炒め物からスイーツまで、さまざまな食材との相性もよいです。積極的に摂ると腸も活発に動くようになります。

〈野菜類〉で食物繊維が豊富なのが、パセリ、ごぼう、オクラ、ブロッコリー、ほうれんそう、ニンジンなどです。ブロッコリーやほうれん草、モロヘイヤなどの濃い緑の野菜類は食物繊維以外にも、ポリフェノールやビタミンCも豊富です。

とくにビタミンCは腸内の有用菌を活発にするので、食物繊維と一緒に摂りたい栄養素です。中でも目を引くのがにんにく。水溶性食物繊維が多く含まれており、身体によいといわれる理由がわかります。

〈果物〉に関しては、アボカドやグアバ、レモンには食物繊維が豊富です。とくにアボカドはサラダ、パスタ、肉料理や魚料理にも相性がよいので、アレンジして食べることができます。

そのほかの果物でおすすめなのは、ブルーベリーやキウイフルーツ、りんごです。便秘で悩んでいる人は、これらとヨーグルトを一緒に食べるとよいでしょう。

食物繊維を多く含む食材
（可食部100gあたり）

	食品名	総食物繊維量	不溶性	水溶性
穀類	大麦（押し麦）	9.6	3.6	6.0
	オートミール	9.4	6.2	3.2
	ライ麦パン	5.6	3.6	2.0
	雑穀混合品（五穀）	5.2	4.2	1.0
	玄米（陸稲穀粒）	3.0	2.3	0.7
	そば（乾）	3.7	2.1	1.6
	精白米（うるち米）	0.5	0.5	微量
豆類	いんげん豆（全粒／ゆで）	13.3	11.8	1.5
	小豆（全粒／ゆで）	11.8	11.0	0.8
	大豆（全粒／ゆで）	8.5	6.4	2.1
	きな粉（全粒／黄大豆）	18.1	15.4	2.7
	おから（大豆／生）	11.5	11.1	0.4
野菜類	パセリ（葉／生）	6.8	6.2	0.6
	ごぼう（ゆで）	6.1	3.4	2.7
	オクラ（ゆで）	5.2	3.8	1.4
	ブロッコリー（ゆで）	3.7	2.9	0.8
	ほうれんそう（ゆで）	3.6	3.0	0.6
	モロヘイヤ（ゆで）	3.5	2.7	0.8
	ニンジン（ゆで）	2.8	2.0	0.8
	にんにく（油いため）	6.8	2.3	4.5
種実類	アーモンド（いり）	11.0	10.0	1.0
	ピスタチオ	9.2	8.3	0.9
	くるみ（いり）	7.5	6.9	0.6
	カシューナッツ	6.7	5.9	0.8
	マカダミアナッツ	6.2	6.2	微量
	ごま（いり）	12.6	10.1	2.5

※参考資料：「日本食品標準成分表2015年（七訂）」。海藻は「日本水産学会誌」

	食品名	総食物繊維量		不溶性	水溶性
果物	アボカド（生）	5.3	→	4.4	0.9
	グアバ（赤肉種 / 生）	5.1	→	4.4	0.7
	レモン（全果 / 生）	4.9	→	2.9	2.0
	ブルーベリー（生）	3.3	→	2.8	0.5
	キウイフルーツ（緑肉種 / 生）	2.5	→	1.8	0.7
	りんご（皮つき / 生）	1.9	→	1.4	0.5
きのこ	きくらげ（乾）	57.4	→	57.4	微量
	きくらげ（ゆで）	6.4	→	5.2	1.2
	しいたけ（乾）	41.0	→	38.0	3.0
	しいたけ（油いため）	6.4	→	6.0	0.4
	エリンギ（焼き）	5.4	→	5.2	0.2
	ぶなしめじ（ゆで）	4.8	→	4.6	0.2
	まいたけ（油いため）	4.7	→	4.4	0.3
	えのきだけ（油いため）	4.6	→	4.2	0.4
	なめこ（ゆで）	2.7	→	1.6	1.1
海藻	ひじき（乾）	60.7	→	38.2	22.5
	わかめ（乾）	68.9	→	59.9	9.0
	まこんぶ（乾）	36.5	→	29.1	7.4
	焼きのり	36.0		—	—
いも&でんぷん粉類	さつまいも（皮つき / 蒸し）	3.8	→	2.8	1.0
	じゃがいも（蒸し）	1.8	→	1.2	0.6
	こんにゃく（ゆで）	15.5	→	15.3	0.2
	はるさめ（ゆで）	0.8	→	0.7	微量
ドライフルーツ	ブルーベリー（乾）	17.6	→	14.6	3.0
	干し柿	14.0	→	12.7	1.3
	なつめ（乾）	12.5	→	9.8	2.7
	いちじく（乾）	10.7	→	7.3	3.4
	あんず（乾）	9.8	→	5.5	4.3

また、りんごに含まれる食物繊維であるアップルペクチンは、大腸まで届くため有用菌を増やす作用があります。皮に多く含まれているので、皮ごとほかの野菜や果物とミキサーにかけてフレッシュジュースにするのもおすすめです。

また、柑橘系の果物の薄皮や白い筋には、セルロースなどの不溶性の食物繊維と水溶性の食物繊維がバランスよく含まれているので、一緒に食べるようにしましょう。

〈きのこ類〉は食物繊維がとても豊富です。とくに乾燥したきくらげやしいたけには食物繊維が豊富に含まれています。ぶなしめじ、まいたけ以外にも、えのきだけ、エリンギ、なめこは熱にも強いので、炒めものやみそ汁、煮物などで積極的に摂るようにしましょう。

なめこの代表的なメニューのみそ汁ですが、大豆製品である豆腐や油揚げと組み合わせることで、さらに効率よく食物繊維を摂ることができます。

〈海藻類〉は、前述しましたが、日本人が長い間食習慣として海藻を食べ続けてき

たこともあり、日本人だけが腸内細菌で海藻を発酵させられるようになっています。

海藻類は時間が経つとドロドロに溶けていくため便を柔らかくし、カサ増し効果も期待できます。食後にお腹が張って、便秘がちな人は、意識して海藻類をメニューに取り入れるようにしましょう。ひじきには水溶性と不溶性の食物繊維がたっぷり含まれていることがわかっています。

最近は、カットわかめや刻み昆布など調理しやすいものがありますので、みそ汁やスープに入れたり、納豆などと一緒に食べるのもおすすめです。

また、海苔で注目されているのがポルフィランと呼ばれる成分。保水力に優れており、腸内環境にも影響を与えて腸内フローラを改善する役割を担っています。

おにぎりに焼き海苔を巻くだけで、食物繊維の摂取量が増えますので、ぜひ積極的に摂りたい食材といえます。

〈ドライフルーツ〉おやつでも、腸を元気にする食材を選びたいものです。おすすめがドライフルーツです。ブルーベリーや干し柿、なつめ、いちじくなど。食物繊維がたっぷり含まれていて、そのまま食べることができます。ヨーグルトと和《あ》えたり、刻んでケーキの具材にするのもよいでしょう。砂糖を使っていなくても甘みがあり、腹持ちがよいのも特徴です。ナッツ類と同じく、間食としてもベターです。

◆とりわけ発酵性の高い食物繊維食品とは

食物繊維の中でも腸の中で発酵する食物繊維が、いかに全身の健康に有効なのかを前章でお話ししました。ここからは、発酵性の高い食物繊維に多く含まれる有効成分に注目して、食品を紹介します。

【アラビノキシラン】

小麦ブランシリアルの有効成分として、注目されているのがアラビノキシランです。水溶性の食物繊維として分解されることなく大腸まで届き、発酵することで有用菌のエサになるとされています。腸内の環境を整えることで、短鎖脂肪酸が増加し、便秘の改善効果が認められています。

また、アラビノキシランが注目されているのは、身体の免疫を活発にすることによる抗がん作用、糖尿病改善作用、抗ウイルス作用などがあることです。

これら発酵性の高い食物繊維を含む、小麦全粒粉、玄米ごはん、発芽玄米を積極的に摂ることで、腸内だけでなく全身の健康を保つことができるのです。

【イヌリン】

イヌリンはゴボウやタマネギ、チコリなどに多く含まれている発酵性の食物繊維です。**イヌリンは腸内細菌のエサとして利用されるため、ビフィズス菌などの有用菌を増やし、腸内フローラを改善します。**その結果、血中に含まれる脂肪を減らし、食後の血糖値の上昇を穏やかにする作用もあります。

【ペクチン】

ペクチンは果物や野菜の葉や茎の細胞壁に多く含まれる食物繊維で、水に溶けるとゼリー状に固まる性質があります。便秘のときは便を軟らかくする作用があり、下痢の時には腸壁を守る作用があるといわれています。また、糖質の消化吸収を遅らせてコレステロール値を下げる働きがあるほか、インスリンの分泌を抑制しますので、動脈硬化の予防に役立ちます。ブロッコリー、バナナ、キウイフルーツがおすすめです。

【βーグルカン】

押し麦やオートミールに多く含まれるβーグルカンは、発酵性の高い食物繊維の一種です。**水に溶けると粘り気が出て、糖質や脂質を包み込んで吸収を遅らせ、血糖値の上昇を抑え、コレステロール値を下げさせる働きがあります。**有用菌のエサになることで腸内環境を整え、さまざまな働きで身体を守ってくれます。

【オリゴフルクトース】

ゆで大豆や調整豆乳、きな粉に多く含まれる発酵性の食物繊維です。大腸まで消化されずに届き、ビフィズス菌などの有用菌のエサになります。有用菌が増えることで腸内環境がよくなり、便秘の改善が期待できます。

主な発酵性食物繊維食品

※(　)は100gあたりの発酵性食物繊維の総量

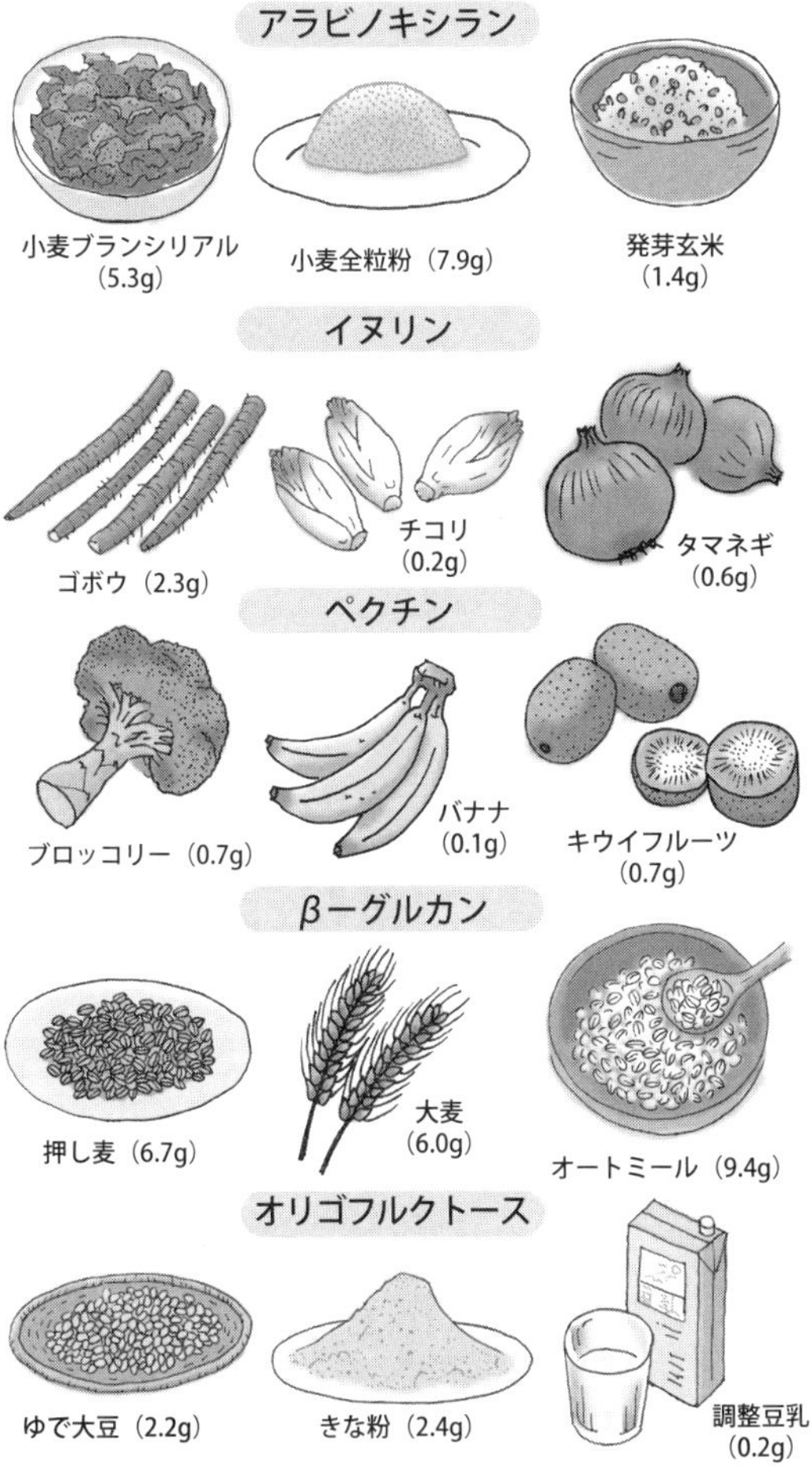

※参考資料：「発酵性食物繊維コンソーシアム」

◆食物繊維と相性のよい食材を足して効果倍増

多くの人が実践している腸活法

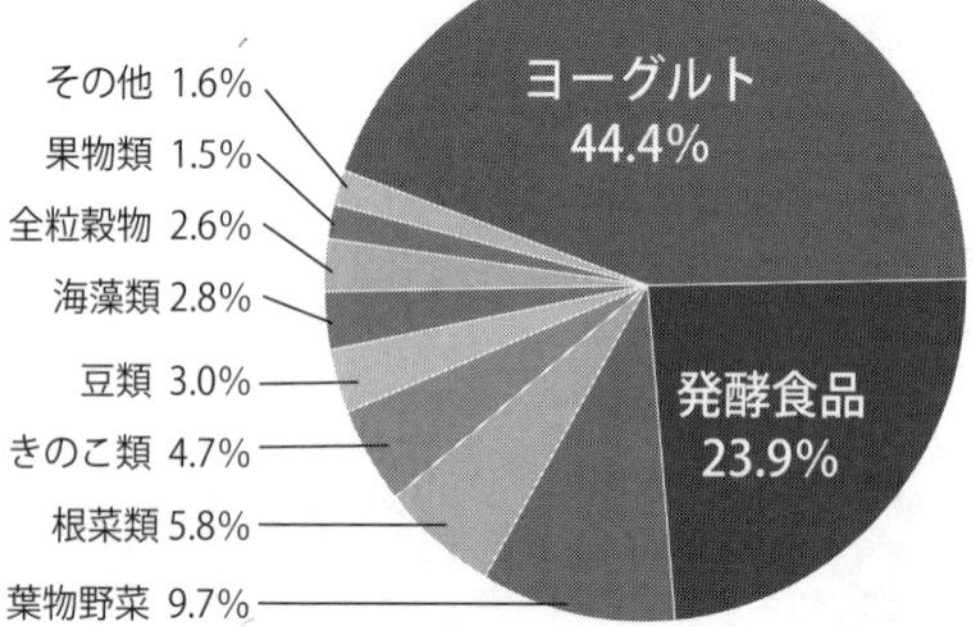

※参考資料：「発酵性食物繊維コンソーシアム」

長年の研究で、さらに食物繊維と組み合わせることで、健康をどんどん増進する食品がわかってきました。

①〈乳酸菌〉ヨーグルト

②〈発酵食品〉納豆、みそ、漬物、キムチなど

③〈低脂質たんぱく質〉豆乳や、高野豆腐など大豆製品

④〈抗酸化食品〉ビタミン、ミネラル類

⑤〈シリカ（ケイ素）〉穀物、海藻類

以上の5つの食品は、食物繊維と一緒に

食べるとどのような相乗効果を発揮するのでしょうか。「多くの人が実践している腸活法」にもこれらの食品が含まれています。

◉〈乳酸菌〉は、大腸まで届くものを選んで摂ること

ヨーグルトは乳酸菌で牛乳を発酵させた食品です。食物繊維の効果を上げるためには、**生きて大腸に届かないと意味がありません。大腸でよい働きをする菌は3種類あります。**

腸内細菌由来のビフィズス菌、乳酸桿菌《かんきん》（ガセリ菌など）と、植物由来の乳酸菌で漬物などに入っているプロバイオティクス菌です。

大腸の有用菌の9割がビフィズス菌といわれています。**さらに注目すべき点が、ビフィズス菌は「乳酸」に加え「酢酸」もつくり出すことです。「酢酸」は強い殺菌作用があり、有害菌を抑える働きがあるのです。**

また、最近の研究では、酸や酸素に弱いとされるビフィズス菌の一部は、食物織

維と一緒に大腸に生きたまま届き、腸の中で短鎖脂肪酸をつくります。

ヨーグルトに含まれる乳酸菌やビフィズス菌と一緒に食物繊維を摂ることで、さらに腸内に短鎖脂肪酸を増やせるようになるのです。

〈ガセリ菌〉は「ラクトバチルス・ガセリ」という乳酸菌の一種です。腸内に多く存在する有用菌で、ビフィズス菌と同じように有害菌が増えるのを抑えます。また、ガセリ菌は、もともと日本人の腸内に多く見つかっている菌です。

有害菌が増えると腸内がアルカリ性になり、活性酸素が発生することによって、便秘や下痢、肌荒れを起こしますが、有用菌がたくさんあると腸内は酸性に保たれます。ガセリ菌は、食物繊維と一緒に摂ることで、腸内を酸性に保つことができるのです。免疫力をつかさどる小腸に働きかけることによって、免疫細胞を活性化することもわかっています。

小麦ブランのシリアルにガセリ菌ヨーグルトをかけたり、キウイフルーツやバナナにヨーグルトをかけると、おいしく食べ続けられるのでおすすめです。

〈プロバイオティクス菌〉とは、人間や動物の身体によい働きをする生きた微生物のことです。乳酸菌やビフィズス菌などを総じてプロバイオティクスと呼び、最近では、プロバイオティクスの入ったヨーグルトも出回っています。

大切なのは、一つの乳酸菌にこだわらず、いろいろな乳酸菌を摂ること。同じ乳酸菌を摂り続けると、腸内が慣れてしまい有用菌が増えないというデータもあるようです。また、ヨーグルトでいくら菌を摂っても、腸内に長くとどまることができず、便と一緒に排出されてしまうため、毎日、摂り続けることが大切です。

自分に合ったヨーグルトを見つけるには、まずは同じ銘柄のものを2週間、食べ続けてみてください。そのうえで、お通じを含めた体調の変化をチェックしてみましょう。とくに変化がなければ、大丈夫でしょう。別の銘柄でも試してみて、自分に合ったヨーグルトを知っておくのも大切です。

◉〈発酵食品〉は強い整腸作用のある乳酸菌を多く含む漬物やキムチに注目

〈発酵食品〉とは、微生物が糖質やたんぱく質を分解してつくられる食品のこと。たとえば、みそやヨーグルトや漬物などが発酵食品に分類されます。

ここでとくに注目したいのは、**発酵食品の中でも漬物やキムチなどに含まれる乳酸菌です。**

これらの乳酸菌は、野菜や豆、米や麦などの植物素材を発酵させて生成されます。代表的な乳酸菌を多く含む食品として京漬物で知られるスグキがあります。スグキとは酸茎菜《すぐきな》というカブの一種で、塩で1週間漬けた後、さらに1週間ほど発酵させて作ります。

キムチにも多く含まれています。よくキムチと納豆を一緒に食べるとよいといわれています。**それは納豆に含まれる納豆菌は増殖力が強く、生きて腸まで届き、腸内で有害菌を抑制する働きがあるからです。**また、納豆菌には乳酸菌を増やす働き

主な乳酸菌食品

乳製品	ヨーグルト、ケフィア、サワークリーム、チーズ、発酵バター、乳酸菌飲料
肉・魚	サラミ、生ハム、辛子明太子、塩辛、なれずし、ニシン漬け、くさや、アンチョビ
野菜・穀類	ぬか漬け、キムチ、柴漬け、すんき漬け、スグキ漬け、たくあん、ザワークラウト、ピクルス、メンマ、ザーサイ、納豆、パン
調味料など	みそ、しょうゆ、ナンプラー、甘酒、マッコリ

※製法によって乳酸菌が含まれないこともあります。

があるからです。前述しましたが、納豆の原料である大豆は食物繊維が豊富で、腸内環境を整える効果があります。納豆菌と乳酸菌を一緒に摂ることで、相乗効果が期待できるのです。

さて、ここで気になるのはヨーグルトなどの乳酸菌と漬物などに含まれる乳酸菌は、どのような違いがあるのかということです。

どちらの乳酸菌も食物繊維の食品と一緒に摂ることで、腸内環境を改善することは確かですが、**発酵食品に含まれる乳酸菌のほうが酸や酸素に強いため、生き**

て腸に到達しやすいという研究結果が出ています。

このようなことから、強い整腸作用のある植物由来の乳酸菌を豊富に含む漬物やキムチ、みそと食物繊維を含む食材を合わせたメニューは、腸にとって黄金コンビといえるのです。

参考までに、〈発酵に関わる3大微生物〉についての図表があります。ここで挙げられる発酵食品に関しても、食物繊維と一緒に腸で摂取されると有効性が高いといえます。

「カビ」の仲間の麹菌は、必須アミノ酸とビタミンB群を豊富に含み、米、麦、イモ、大豆など、さまざまな食品の素となります。最近の研究では、麹菌が腸内のビフィズス菌を増やすことがわかっています。

酵母菌は腸内で有用菌として働き、有害菌の増殖を抑えて腸内環境をよくしてくれます。糖分やアルコールをガスに分解して、カロリーの吸収を抑える働きもあります。

発酵に関わる3大微生物

カビ	麹菌（日本酒、しょうゆ、みそ） 青カビ、白カビ（チーズ） カツオブシカビ（かつお節）
酵母菌	酵母菌（酒類、パン、しょうゆ、漬物）
細菌	乳酸菌（ヨーグルト、漬物） 酢酸菌（酢） 納豆菌（納豆） ビフィズス菌

※参考資料：「図解でよくわかる発酵のきほん」（誠文堂新光社）

また、「細菌」の仲間の酢酸菌は酢を作る上で必要なクエン酸を豊富に含み、腸内のバランスを整え、便秘解消や食欲増進、血液をサラサラにする効果があるといわれています。

これらの発酵食品は一度にたくさん食べるのではなく、毎日少しずつ食物繊維と一緒に摂ることが、腸の健康を保つためのポイントです。

バランスよくメニューに取り入れていきましょう。

◉〈低糖質たんぱく質〉の大豆イソフラボンが女性ホルモンをサポート

更年期になると、「顔がほてる」「汗が出る」「のぼせる」「イライラしたり、うつっぽくなったりする」など、不定愁訴《ふていしゅうそ》を感じる女性は多いようです。

原因は、閉経前後で女性ホルモンの分泌が減ることで起こるといわれています。不足した女性ホルモンを腸内細菌が補ってくれるのをご存じでしょうか。

そのキーポイントは、大豆に含まれるイソフラボンです。

大豆イソフラボンは、大豆やきな粉に多く含まれ、腸内細菌の働きによって「エクオール」という物質に変化します。このエクオールは、女性ホルモンのエストロゲンと似た働きをします。

とくに、40代以降の女性の健康の鍵を握っているといわれています。

エクオールは細胞にダメージを与える活性酸素の働きを抑え、肌の老化防止、更年期障害の緩和、骨粗鬆症《こつそしょうしょう》の予防効果が期待されています。

じつはエクオールをつくれるのは、日本人女性の約半数しかいないといわれています。しかし、「エクオールをつくる腸内細菌が、体内にまったくのゼロではない」という人もたくさんいます。

そういう人がエクオールをつくる腸内細菌の働きを高めることで、エクオールが産生できる身体になる方法があるのです。

《大豆製品とエクオール産生菌との関係》

エクオール産生菌は腸内環境の影響を受けやすいといわれています。ここでも大切なのは食物繊維です。**食物繊維を多く含む根菜や大豆、海藻、きのこなどを食べることで、「エクオール産生菌」が腸内で活発になることがわかっています。**食物繊維を豊富に含む食品を毎日摂ることで、腸内環境を整えていくことが大切です。

とくに更年期に入り、不定愁訴で悩む女性は、意識して大豆製品を摂る習慣を続け、腸内にエクオール産生菌を増やすとよいでしょう。

大豆食品を食べる人と、あまり食べない人とでは、エクオール産生菌がつくられる量が明らかに違うことがわかっています。

またエクオール産生菌だけでなく、腸内フローラを整えることは、便秘の解消や免疫力アップにもつながります。

毎日の食事メニューを見直しながら、意識して大豆食品を摂るバランスの取れた食生活を続けることが何より大切なのです。

《食物繊維と同じ働きをするレジスタントプロテイン》

最近、注目を集めているのが「レジスタントプロテイン」です。たんぱく質でありながら、食物繊維のような働きをする食品成分です。そば、大豆、酒かす、高野豆腐に多く含まれています。

レジスタントプロテインは消化されにくいたんぱく質なので、分解されずに腸まで届き、食物繊維と同じような働きをするだけでなく、腸内細菌を活発にする際に必要な窒素源にもなります。高野豆腐、酒かすなどのたんぱく質系の食品は、窒素源として非常に有効です。ではその効能についてお話ししましょう。

①急激な血糖値の上昇を抑える作用

レジスタントプロテインは、**食べたものが胃に留まる時間を長くすることで、血糖値の急激な上昇を抑えます**。また満腹感を得やすくなるので、食べ過ぎを防止する働きもあります。

②血液中の悪玉コレステロールを減らす

血液中の悪玉コレステロールを減らし、血管を丈夫にする作用があります。さらに、吸収されない食物繊維と同じ役目をするので、脂肪そのものにくっついて抱え込み、一緒に体外に排出する機能があります。

③小腸の動きが活発化

レジスタントプロテインによって、小腸で食べた物がゆっくり通過することで、ぜん動運動が活発になります。消化酵素や消化管のホルモンの分泌が促進された結果、腸管で栄養が吸収されやすくなります。大腸でも有用菌を増やして、腸内細菌のバランスを整えます。

ただ、レジスタントプロテインは、多糖類が十分な時は有用菌の窒素源として働きますが、それ以外の時は，窒素源はアンモニアなどの有害物質に変わります。できるだけ、ほかの食物繊維と一緒に摂るようにしましょう。

たとえば、高野豆腐の場合、1日1枚食べるのが目安になります。水に戻して使う調理法が多いですが、そのまま使ってもOKです。細切りやサイコロ状に切ってお肉や野菜と一緒に炒めたり、すりおろして豆乳に混ぜ、プリンなどのスイーツにしてもおいしく食べられます。食物繊維の補助としていろいろアレンジしてみてください。

◉〈抗酸化食品〉でアンチエイジング、老化防止

老化の原因は加齢や生活習慣、食事、ストレスなど、さまざまなことが考えられます。でも、いま注目を集めているのが、身体のさび付き「酸化」です。

もともと私たちの身体には、メラトニンや尿酸などの抗酸化物質が存在します。しかし、20代を過ぎるころから低下していきます。そのためには抗酸化作用のある栄養素を摂取することが大切です。代表的なのがビタミンCやビタミンE、ミネラル類、ポリフェノール類、そして美容効果で注目を集めているカロテノイドなどです。

〈ビタミンC〉はキウイフルーツ、イチゴなどのフルーツ類、パセリやパプリカなどの緑黄色野菜に多く含まれます。水溶性なので、生で食べるのがおすすめです。

〈ビタミンE〉はアーモンドやピーナッツなどに多く含まれています。やし油やべに花油などの植物油にも含まれているので、緑黄色野菜を炒めて食べるとほかのビタミンも効果的に摂れます。

〈ポリフェノール類〉は赤ワインに多く含まれています。りんごやプルーンなどの皮にも多く含まれているので、皮ごと食べるのがおすすめです。

〈カロテノイド〉は緑黄色野菜やフルーツの黄色、オレンジ、赤色の色素成分です。パプリカやトマトなどの濃い色の野菜やキウイフルーツ、オレンジなどにたくさん含まれています。カロテノイドは油溶性のため、油を使った調理方法で食べると体内に吸収されやすくなります。

〈ミネラル類〉はいずれも代謝や造血、神経や筋肉の成長や機能強化に欠かせない働きをします。以前は、食物繊維がカルシウムや鉄などのミネラルの吸収を悪くするといわれました。しかし、いまはミネラルが多い食品と食物繊維を一緒に摂ると、吸収率がアップすることがわかっています。

大腸で食物繊維が発酵して短鎖脂肪酸が出ると、ミネラルが溶けてカルシウムや鉄の吸収率をよくするのです。小腸で吸収されなかった鉄などのミネラルを、大腸でさらに吸収してくれるのです。ミネラル食品と食物繊維を一緒に摂るのは、とても有効といえます。

では、どんな食品にカルシウムや鉄などのミネラルが多く含まれているのでしょうか。

ミネラルが多い食品

ミネラル	機能	豊富に含まれる食品
カルシウム	骨・歯をつくる	牛乳、ヨーグルト、チーズ、青野菜
リン	骨をつくる、代謝	牛乳、チーズ、ソーセージ、魚
ナトリウム	神経・筋肉の機能	ジャガイモ、野菜、バナナ、
カリウム	神経信号・筋肉信号の伝達	豚肉、牛乳、野菜、果物、魚
マグネシウム	骨をつくる、エネルギー代謝	全粒シリアル食品、牛乳、乳製品、青野菜
鉄	造血、血中の酸素運搬	肉、卵黄、ソーセージ、全粒シリアル食品
ヨウ素	甲状腺ホルモン合成	海産物、シーフード
フッ素	虫歯予防、歯のエナメル強化	魚、シリアル、くるみ、紅茶
セレン	細胞保護	レバー、魚、肉、ナッツ、豆類、シリアル
亜鉛	免疫機能、創傷治癒	肉、甲殻類、貝類

※参考資料：「ネスレ日本」

◆カルシウム（牛乳、ヨーグルト、チーズなど）
◆マグネシウム（全粒シリアル食品、牛乳、青野菜など）
◆鉄（肉、卵黄、全粒シリアル食品など）
◆亜鉛（肉、甲殻類、貝類など）

ミネラルは熱には強くても水に溶けやすい性質なので、ゆでるよりも蒸すほうがよいでしょう。煮込み料理の場合は煮汁ごといただきましょう。

また、鉄分を摂りたいときにおすすめなのは「レバニラ炒め」です。レバーに含まれる鉄分と、ニラに含まれるビタミンやカロテン。豊富な食物繊維が相乗効果となって鉄分の吸収力を上げてくれます。

◉〈シリカ〉で、髪も肌もピカピカ

最近、食物繊維から摂れる栄養素として注目を集めているのがシリカ（ケイ素）です。穀物や海藻類に含まれている食物繊維から摂取され、肌や髪、爪や歯、骨や血管などを健康に保つことが明らかになっています。

◆肌や髪などを美しく＝コラーゲンなどと結びつき、肌のハリや髪のツヤを保ち、いつまでも若々しく。

◆骨をしっかり丈夫に＝軟骨の強さや骨密度をしっかり保ち、関節などをさびつかせない。

◆血管の弾力を保つ＝血管を柔軟に保ち、血液を全身に巡らせる。栄養分や酸素などを身体の細胞の一つひとつに届け、全身をリフレッシュする。

シリカが多く含まれる食品

（食品 100g 中の含有量）

食品	種類	含有量
キビ	穀物	500 mg
青のり	海藻	62 mg
トウモロコシ	穀物	20 mg
ひじき	海藻	10 mg
ほうじ茶	飲料	7 mg
バター	乳製品	1.6 mg

※参考資料：「mizu-love.com」

身体のあらゆる臓器や組織に存在し健康維持に役立つシリカですが、体内でつくることはできません。

また、40代後半から減少するともいわれています。

身体が1日に消費する量は30～40㎎です。シリカは煮込むことで水に溶け出し、体内に吸収されやすくなります。意識して食物繊維を摂り、シリカを摂取するようにしましょう。ちなみに上の表がシリカを多く含む食品です。

第3章

食物繊維のおいしい、簡単レシピ

「主菜」は根菜類と肉や魚を合わせるメニューを

繰り返しになりますが、食物繊維の1日の摂取目標量は、18歳〜64歳の男性21g以上、女性18g以上です。しかし、実際の摂取量は男性平均14・8g、女性平均14・3gと足りていません。「主菜」「副菜」「主食」「汁物」など、各6品を紹介します。これらを組み合わせて、食物繊維が一日21g以上摂れるようにしてみてはいかがでしょう。

主菜が和洋中とアレンジできると、毎日おいしく楽しく、食物繊維を摂ることができます。ポイントは、食物繊維を肉や魚と上手に組み合わせること。旨味の出汁《だし》が出て、より一層、食物繊維の食材のおいしさを引き立ててくれます。

簡単でかつ、食物繊維がたっぷり摂れる主菜メニューを紹介していきましょう。

食物繊維が摂れる
《主菜》

サツマイモとグリーンピースの麻婆

1人前食物繊維量＝3.9g

【材料／2人分】

サツマイモ…………1本
冷凍グリーンピース… 80g
豚ひき肉………… 100g
ニンニク（みじん切り）
……………1片
長ネギ（みじん切り）
………大さじ2
サラダ油…… 大さじ1
豆板醤…………小さじ1
酒………………大さじ1
〔A〕
しょうゆ…大さじ1 1/2
テンメンジャン… 小さじ2
水溶き片栗粉
・片栗粉……大さじ1/2
・水………… 1/4カップ

作り方

❶サツマイモは皮つきのまま1㎝角に切る。

❷フライパンに油を熱してひき肉を炒め、パラパラになったら、ニンニク、長ネギのみじん切りを加え炒める。

❸ ❷に豆板醤を加えて香りが出るまで炒め、サツマイモを加えて酒をふり、水 1/4 カップを加えてふたをして、10分煮る。

❹ ❸に〔A〕を加え、さらに5～6分煮て、冷凍グリーンピースを混ぜ、水溶き片栗粉を回し入れ、とろみをつけたら出来上がり。

サツマイモの皮には
食物繊維と抗酸化作用の
アントシアニンが豊富！

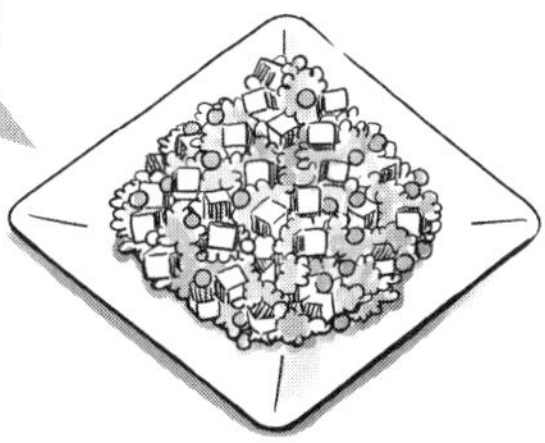

食物繊維が摂れる
《主菜》

レンコン、ニンジン、ブリのピリ辛炒め

1人前食物繊維量＝4.7g

【材料／2人分】

レンコン………… 1/3本
ニンジン………… 1/2本
ブリ……………… 2切れ
酒………………大さじ3
塩……………………少々
オリーブ油……大さじ2
鶏ガラスープの素…小さじ1/2
水……………………適量

〔A〕
しょうゆ……大さじ1
豆板醤……小さじ1/6
酒……………大さじ1

小ネギ………… 1/2束
（3㎝の長さに切っておく）
ごま油………小さじ1

レンコンは煮込むことで、ほくほくしたおいしさも倍増！

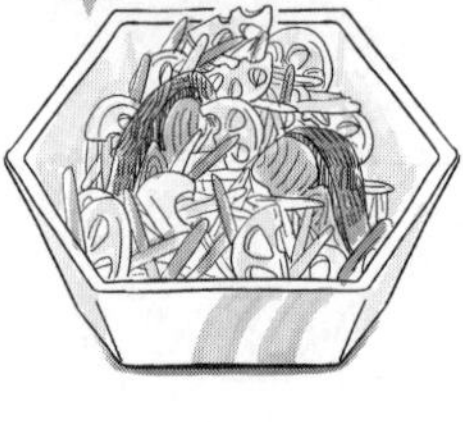

作り方

❶レンコンは皮をむいて、酢水につけておいてから2㎝の乱切りにする。ニンジンも2㎝の乱切りにする。

❷ブリは水で洗ってから、2㎝幅に切る。酒と塩をふりかけておく。

❸フライパンにオリーブ油を分量の半分入れて、中火でニンジンを炒める。レンコンを加えて1分ほど炒める。鶏ガラスープの素、水を加えて中火で1分ほど蒸し焼きにする。

❹ふたを取り、火を強めて水分を飛ばす。野菜を端に寄せたら、残りのオリーブ油を足して、❷のブリを加えて両面焼く。

❺ブリに焼き色がついたら、〔A〕を加えて、野菜をフライパンの中央に戻したら最後に小ネギを加えて、ごま油をかけて出来上がり。

食物繊維が摂れる
《主菜》

全粒粉のポテトグラタン

1人前食物繊維量＝3.1g

【材料／2人分】

ジャガイモ………小2個
タマネギ………… 1/2個
ベーコン……… 1パック
無塩バター………… 20g
全粒粉…………大さじ3
牛乳……………… 200ml
顆粒コンソメ…小さじ1
こしょう……………少々
とけるチーズ………適量
パン粉………………適量

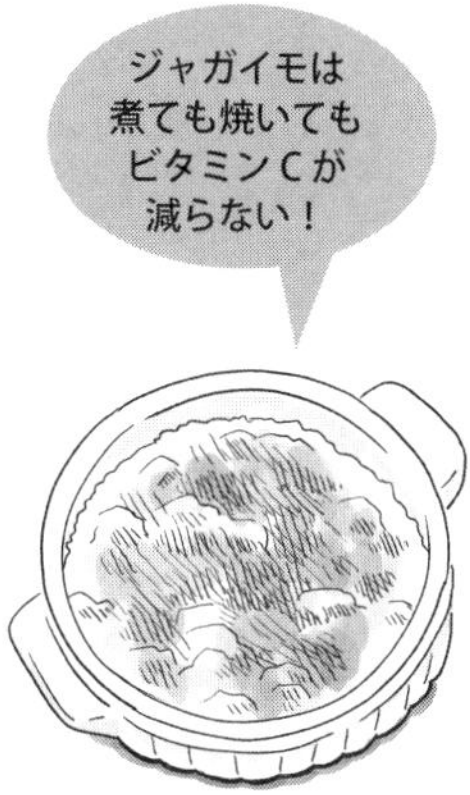
ジャガイモは
煮ても焼いても
ビタミンCが
減らない！

作り方

❶ジャガイモは薄い輪切りにし耐熱ボウルでしばらく水につけておく。タマネギはできる限りの薄切り、ベーコンはひとくち大に切る。

❷フライパンにバターを溶かし、弱火で焦げないようにタマネギをじっくり炒める。

❸タマネギがあめ色になったらベーコンを入れ軽く炒める。

❹火が通ったら弱火にし、全粒粉を全体にまぶすように入れて混ぜる。牛乳を入れ、さらにコンソメも入れ、弱火で混ぜ合わせる。

❺こしょうで味を整えたら火を止める。ジャガイモの水を切り、電子レンジの500Wで1分半ほど加熱する。

❻耐熱皿に❹のホワイトソースを入れる。上にジャガイモを並べる。とけるチーズとパン粉をのせて200℃のオーブンで20分焼いたら完成。

食物繊維が摂れる
《主菜》

鶏肉とダイコンの煮込み

1人前食物繊維量＝3.7g

【材料／2人分】

鶏もも肉……ひとくち大4切れ
鶏むね肉…………小1枚
酒………………大さじ8
ダイコン……………400g
水……………… 4カップ
ショウガ（薄切り）… 4枚
鶏ガラスープの素……………小さじ1
塩……………小さじ 1/3
こしょう……………少々
しょうゆ………大さじ1
三つ葉………………少々

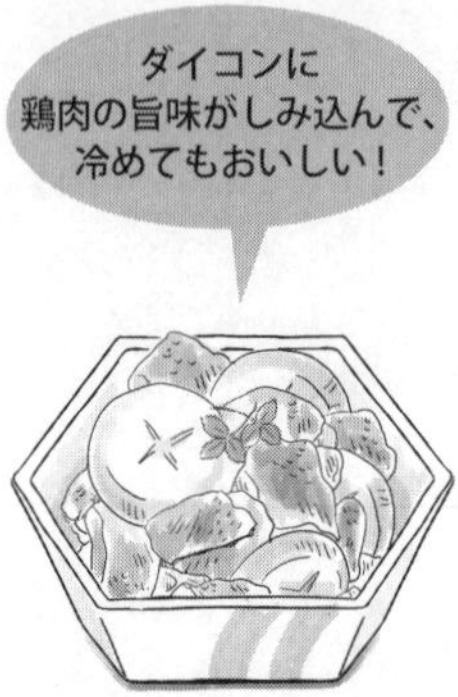
ダイコンに
鶏肉の旨味がしみ込んで、
冷めてもおいしい！

作り方

❶鶏もも肉は流水で洗い、水気をきってボウルに入れる。鶏むね肉は3㎝のそぎ切りにして別のボウルに入れる。それぞれに酒大さじ2、軽く塩・こしょうをして揉みこんでおく。

❷ダイコンは3㎝の輪切りにして、十文字に切れ目を入れる。耐熱皿に並べ、レンジ（600w）で3分加熱する。

❸鍋に❷と水を 4 カップ加えて強火にかけ、沸騰したら酒大さじ4、鶏もも肉、ショウガ、鶏がらスープの素を入れる。中火で20～30分ほど煮る。

❹ダイコンが柔らかくなったら、鶏むね肉を加えて、塩、こしょう、しょうゆを加える。鶏むね肉に火が通るまで3、4分煮る。器によそったら、三つ葉を添える。

食物繊維が摂れる
《主菜》
豚肉とゴボウのみそ炒め

1人前食物繊維量＝11.7g

【材料／2人分】

豚肉（バラ）………100g
ゴボウ…………… 1/2 本
ニンジン………… 1/4 本
しめじ…………… 1/3 株
レタス………………適量
酒（豚肉下味用）
…………小さじ 1/2
しょうゆ（豚肉下味用）
……………小さじ1/2
片栗粉（豚肉下味用）
…………小さじ 1/2
サラダ油……………適量
〔A〕
みそ………大さじ 1/2
めんつゆ…小さじ 1/2
酒…………大さじ 1/2
砂糖…………小さじ 1
ショウガ……… 1/2 片

作り方

❶ゴボウは厚めの斜め切りにし、酢水にさらしておく。ニンジンは太目の千切り、しめじは小房に分ける。豚肉は3㎝幅に切り、下味をつけておく。ショウガは千切りにし、〔A〕の調味料と合わせておく。

❷フライパンに油を引き、豚肉を炒める。火が通ってきたら、野菜を入れて炒める。〔A〕のショウガ入りの調味料を入れ、全体に味をなじませれば出来上がり。

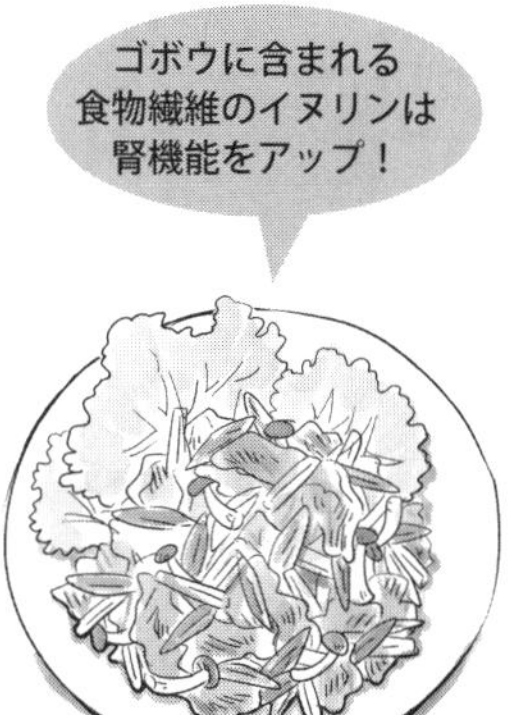
ゴボウに含まれる
食物繊維のイヌリンは
腎機能をアップ！

食物繊維が摂れる

《主菜》

サワラとワカメ蒸し

1人前食物繊維量＝3.8g

【材料／2人分】

サワラ……………2切れ
酒………………大さじ2
塩……………………少々
昆布…………………2枚
生わかめ…………… 10g
小えび………………4尾
わらび（水煮）……4本

〔A〕

だし汁………… 150 mℓ
みりん……大さじ 1/2
薄口しょうゆ…小さじ1
塩……………………少々

作り方

❶器に昆布を敷いてサワラをのせ、酒、塩をふり、ふたをして中火で蒸す。

❷わかめは 1cm 角くらいに切り、小えびは殻、背わたを取る。わらびを 2cm の長さに切る。

❸〔A〕のうち煮汁用のだし汁を煮立てたら、他の調味料も加える。小えびとわらびを加えて煮て、わかめを加えてさっと煮る。

❹サワラに❸をかけて完成。

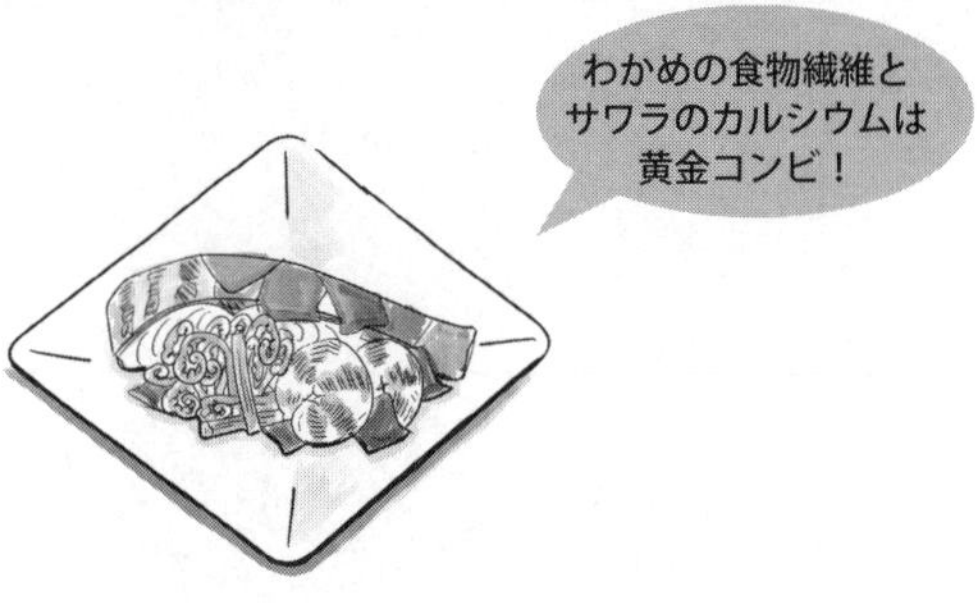
わかめの食物繊維と
サワラのカルシウムは
黄金コンビ！

「副菜」は食物繊維が豊富な食材を組み合わせて

意外とアレンジが難しい副菜のメニューは、食物繊維が豊富な食材同士をあえて組み合わせるのがおすすめです。

副菜は、素材そのもののおいしさを活かした料理法がポイントです。さっと炒める、ごまで和える、サラダにするなど、手早く作れるメニューをピックアップしました。

調理法は同じでも、季節に合わせて食物繊維が豊富な食材を変えれば、飽きずに食べることができます。さらに、食材にかけるソースのアレンジもポイント。キムチやアーモンド、唐辛子を使うと、食物繊維の素材のおいしさがさらにアップします。

食物繊維が摂れる
《副菜》
タケノコのキムチ煮

1人前食物繊維量＝3.5g

【材料／2人分】

ゆでタケノコ………200g
キムチ…………………適宜
ごま油…………小さじ1
〔A〕
砂糖…………小さじ2
みりん………小さじ2
しょうゆ……大さじ1
鶏ガラスープの素………小さじ1
酒……………大さじ1
白ごま………小さじ1

作り方

❶ゆでたタケノコは5㎝ぐらいに切って、2つ割にし、食べやすいひとくち大の大きさに乱切りする。

❷フライパンにごま油を熱し、たけのこを炒めて、〔A〕を加えて汁気が少なくなるまでじっくり煮る。

❸お好みの量のキムチを❷に加えて味がからむまで混ぜる。

❹皿に盛ってから、ごまを散らして出来上がり。

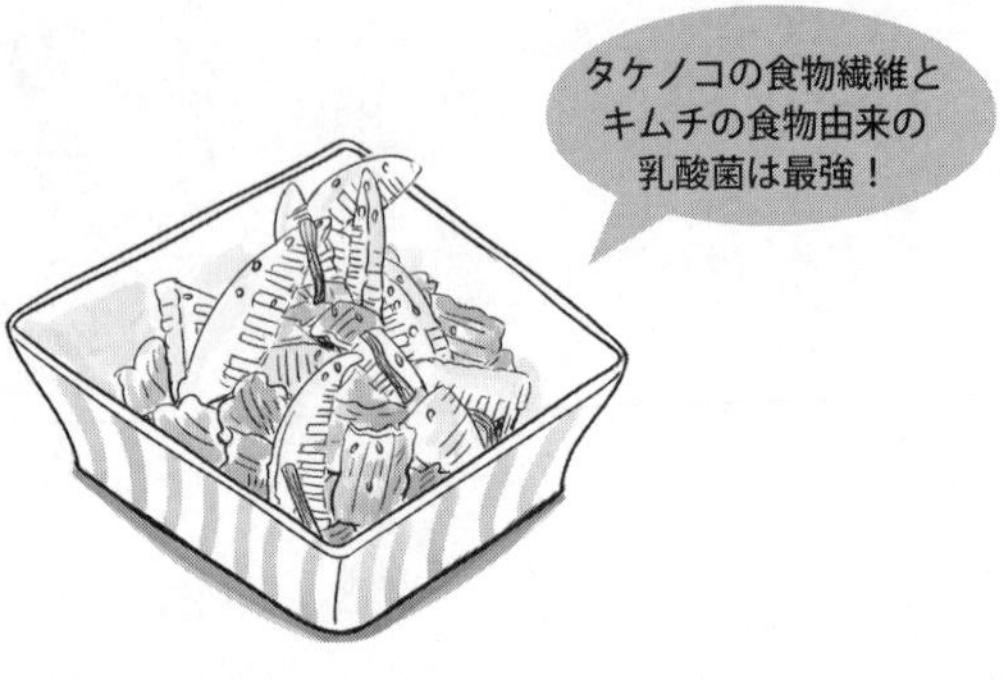
タケノコの食物繊維と
キムチの食物由来の
乳酸菌は最強！

食物繊維が摂れる
《副菜》
ブロッコリーのアーモンドソースがけ

1人前食物繊維量＝ **4.2g**

【材料／2人分】

ブロッコリー…大1/2 株
塩……………小さじ1/4
オリーブ油…… 大さじ1
〔A〕
アーモンドスライス…15g
熱湯…………… 150 mℓ
ニンニク………… 1片
オリーブ油 … 小さじ2
しょうゆ…大さじ1 1/2
酒…………大さじ1 1/2

作り方

❶ブロッコリーは小房に分け、茎は硬い外側を除いて短冊切りにし、ニンニクはみじん切り、赤唐辛子は種を除いて小口に切る。

❷フライパンにオリーブ油大さじ1を熱してブロッコリーを強火で炒め、熱湯150mℓと塩小さじ1/4を加えて2～3分ゆでてザルに上げ、水気をきる。

❸フライパンにオリーブ油小さじ2と、ニンニク、赤唐辛子を入れて弱火にかけ、香りが立ったらアーモンドを加えて炒め合わせ、しょうゆと酒を加える。

❹ ❷を盛りつけ、❸をかけたら完成。

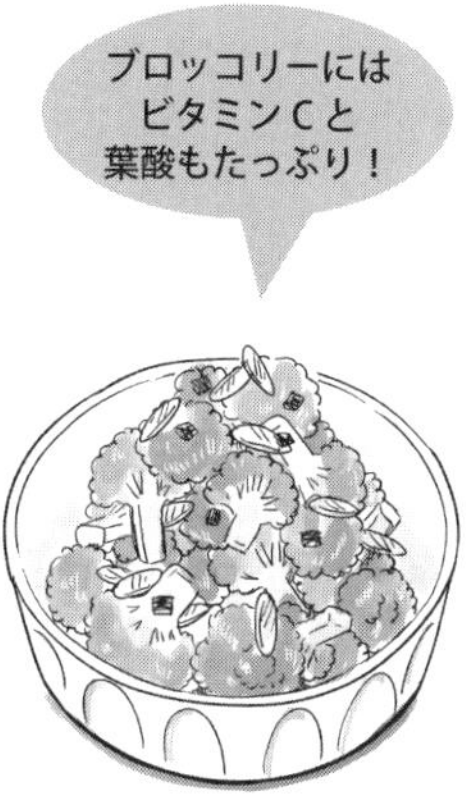
ブロッコリーには
ビタミンCと
葉酸もたっぷり！

食物繊維が摂れる

《副菜》

そら豆とマッシュルームの塩炒め

1人前食物繊維量＝2.5g

【材料／2人分】

むきそら豆………100g
マッシュルーム（ホール缶）…………50g
長ネギ……………1/2本
〔A〕
ニンニク（みじん切り）……小さじ1/2
ショウガ（みじん切り）………小さじ1
サラダ油……大さじ1
鶏ガラスープの素…小さじ1
酒………………大さじ1
水溶き片栗粉
・片栗粉………小さじ1
・水……………大さじ1

作り方

❶そら豆はゆでて薄皮をむき、マッシュルームはザルに上げ、缶汁をきっておく。長ネギは粗くみじん切りにする。

❷フライパンに〔A〕を入れて弱火にかけ、香りが出てきたら長ネギ、マッシュルーム、そら豆の順に入れてさっと炒め合わせる。

❸鶏ガラスープの素と酒を加えてさらに炒め、水溶き片栗粉を回し入れる。とろみがついたら出来上がり。

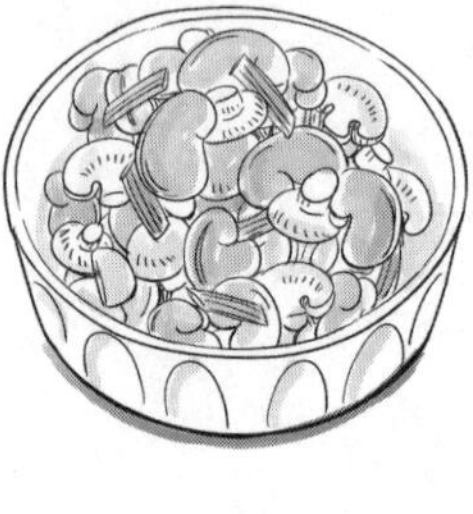

そら豆と
マッシュルームの
組み合わせは
酒のつまみに！

食物繊維が摂れる
《副菜》

ホウレンソウのごま和え

1人前食物繊維量＝ 2.6g

【材料／2人分】

ホウレンソウ…… 3/4 束

〔A〕
すりごま…大さじ 1 強
みりん………小さじ 1
しょうゆ……小さじ 1
和風だし(顆粒)
………小さじ少々

作り方

❶鍋に水を沸騰させたら、ホウレンソウを 3 分ほどゆでる。ゆでたら流水であくを取り、水気を絞る。

❷食べやすいように 4 ㎝を目安にホウレンソウを切る。

❸〔A〕を混ぜ合わせてから、ゆでたホウレンソウとしっかり和える。ごまはお好みで白ごまでも黒ごまでも OK。

❹器に盛ったら、出来上がり。

ホウレンソウは
β－カロテン、鉄、
カリウムが豊富

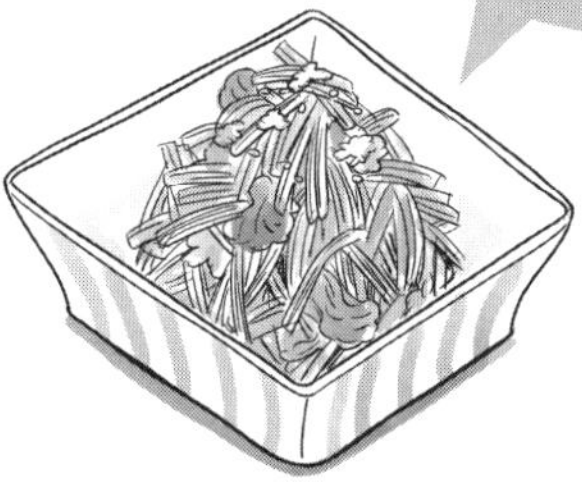

食物繊維が摂れる

《副菜》

トマトとクレソンのスパイシーサラダ

1人前食物繊維量 = 3.0g

【材料／2人分】

トマト……………… 1個
クレソン……………100g
スパイシードレッシング
・ゆでもち麦……… 30g
・赤唐辛子…………2本
・水…………………大さじ1
・おろしタマネギ…大さじ1

〔A〕
サラダ油……大さじ1
酢…………大さじ1 1/2
薄口しょうゆ…小さじ1
砂糖…………小さじ1
塩……………小さじ1/4
こしょう…………少々

作り方

❶トマトは食べやすいように適当な大きさに切り、クレソンはちぎっておく。

❷スパイシードレッシングを作る。耐熱容器にみじん切りにした赤唐辛子、水大さじ1を入れ、600Wの電子レンジで約1分間温める。

❸ ❷におろしタマネギを加え、〔A〕とゆでもち麦を混ぜ合わせる。ゆでもち麦の量はお好みで増やしてもOK。

❹器にトマトとクレソンを盛りつけ、❸をかけたら出来上がり。

栄養満点のクレソンと、
ゆでもち麦の最高サラダ！

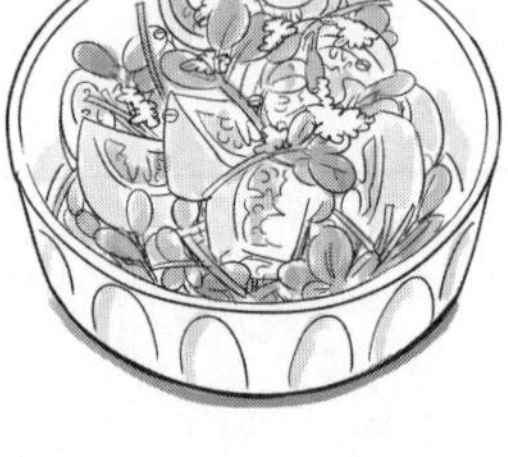

食物繊維が摂れる

《副菜》

切り干しダイコンサラダ

1人前食物繊維量＝ **4.6g**

【材料／2人分】

切り干しダイコン……20g
キュウリ………… 1/3 本
ロースハム………… 20g
カットわかめ
……少々（1g）
フレンチドレッシング
………小さじ2 1/2

作り方

❶切り干しダイコンは水で戻し、水気をきって3㎝くらいに切っておく。キュウリとロースハムも食べやすいように長さ3㎝の千切りにする。

❷カットわかめは、水に5分ほどひたして戻し、水気をきっておく。

❸❶と❷の具材とフレンチドレッシングを混ぜて、器に盛れば完成。

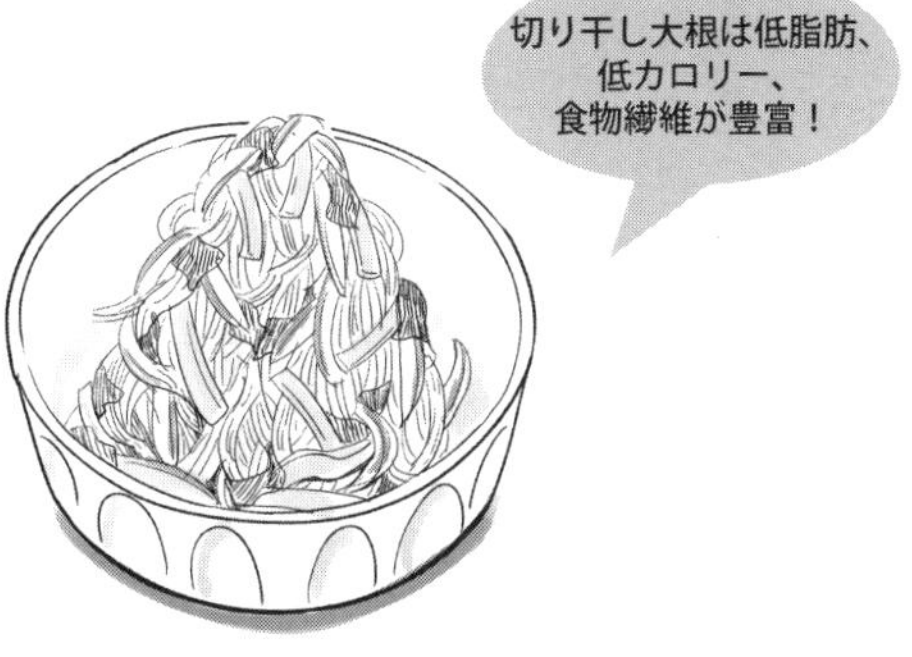
切り干し大根は低脂肪、
低カロリー、
食物繊維が豊富！

「主食」はもち麦や玄米をメインに和・洋風にアレンジ

主食は迷わず、もち麦や玄米、全粒粉のパンを選びましょう。

これらと相性がバツグンの食物繊維豊富な根菜や豆類、海藻類を加えると、さらにおいしく食物繊維も多く摂れます。

これまで糖質制限ダイエットをしてきた人は、ごはんやパンを食べることに抵抗があるかもしれませんが、もち麦や玄米のごはん、大麦や全粒粉のパンを選べば大丈夫です。食べるときはよく嚙みましょう。満腹感を得ることができ、食べ過ぎも防げます。

カレーや雑炊、パスタ、チャーハン、ピザトーストなど、バリエーション豊かに食物繊維を摂れるようなメニューを紹介しますので、ぜひ今日から実践してみてください。

食物繊維が摂れる
《主食》
純和風の根菜カレー

1人前食物繊維量＝6.6g

【材料／2人分】
ジャガイモ…………1個
ニンジン…………1/2本
長ネギ……………1/2本
ゴボウ……………1/4本
レンコン…………1/2節
だし汁……………300㎖
〔A〕
しょうゆ…大さじ1 1/2
みそ…………大さじ1
カレー粉……大さじ1
みりん……大さじ1/2
半熟卵………………1個
ご飯…………………適量
アーモンドスライス…適量

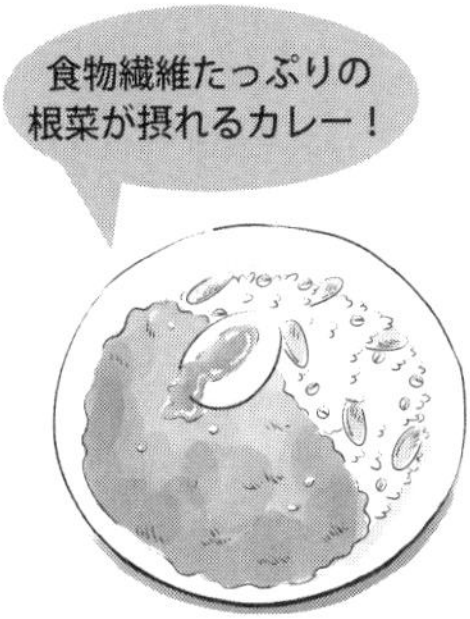

作り方

❶ジャガイモは角切り、ニンジンはいちょう切り、長ネギは1㎝に切る。ゴボウは皮をこそいで、乱切りにし、酢水にさらしてアクを抜き、ザルに上げて水きりをする。レンコンも同様に乱切りに、酢水にさらし、水気をきっておく。

❷鍋にだし汁と野菜を入れ火にかけ、沸騰したらアクを取りふたをして、30分ほど煮て火から下ろす。

❸あら熱が取れたらミキサーにかけ、液状化してきたら再び鍋に戻して〔A〕を加えて約5分煮る。ご飯とともに器に盛り、半分に切った半熟卵をのせてアーモンドスライスを散らせば出来上がり。

食物繊維が摂れる
《主食》

もち麦を使った鶏ごぼう混ぜご飯

1人前食物繊維量＝ 8.5g

【材料／2～3人分】
米……………………2合
もち麦………………100g
鶏もも肉………… 150g
サラダ油………大さじ 1
塩………………… 1つまみ
ゴボウ…………… 1/2 本
〔A〕
しょうゆ……大さじ2
みりん………大さじ3
酒……………大さじ 1.5
砂糖……………大さじ2
鶏ガラスープの素‥大さじ1
和風だし（顆粒）
………大さじ1
ショウガ………1かけ
白いりごま……大さじ1

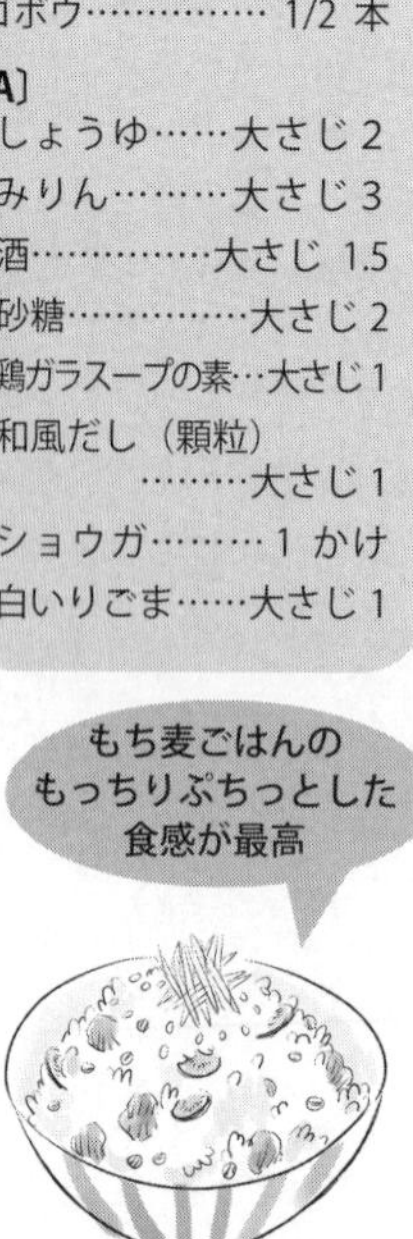
もち麦ごはんの
もっちりぷちっとした
食感が最高

作り方

❶米を研ぎ、もち麦を入れて混ぜ 30 分ぐらいおいてから炊く。鶏もも肉は、皮と身に分け、それぞれ約5㎜角に切る。

❷ゴボウは、包丁の背を使い皮を薄く落としてから厚さ 1～2 ㎜に切る。アク抜きするため水につけておく。ショウガは、2㎜角×1㎝くらいに切っておく。

❸フライパンでサラダ油を熱し、❶の鶏肉の皮を入れ炒め、後から鶏肉の身も入れ、うっすら焼き色がつくくらい炒めて、塩 1つまみをふり、器に取り出しておく。

❹フライパンを再び中火にかけ、❷のゴボウの水をきり炒める。

❺〔A〕をフライパンに加えて煮詰め、❸の鶏肉、ショウガ、白いりのごまを加える。

❻もち麦入りの米が炊けたら、❺をまんべんなく混ぜて出来上がり。

食物繊維が摂れる

《主食》

小豆と海苔の雑炊

１人前食物繊維量＝ 6.5g

【材料／２人分】

ごはん…………… ２膳分
ゆで小豆………大さじ４
海苔…………………… １枚
昆布だし（水）… ３カップ
塩……………………少々

作り方

❶ごはんはザルに入れ、流水をかけてヌメリを取ってから、水をよくきる。

❷土鍋に、ごはん、ゆで小豆、海苔、昆布だし、塩の順番に入れたら、ふたをして中火にかける。

❸沸騰してきたら弱火にする。ごはん粒が膨らんできたら、火を止める。ふたを開け、ごはんをかき混ぜて再度ふたをして少し蒸らしたら完成。

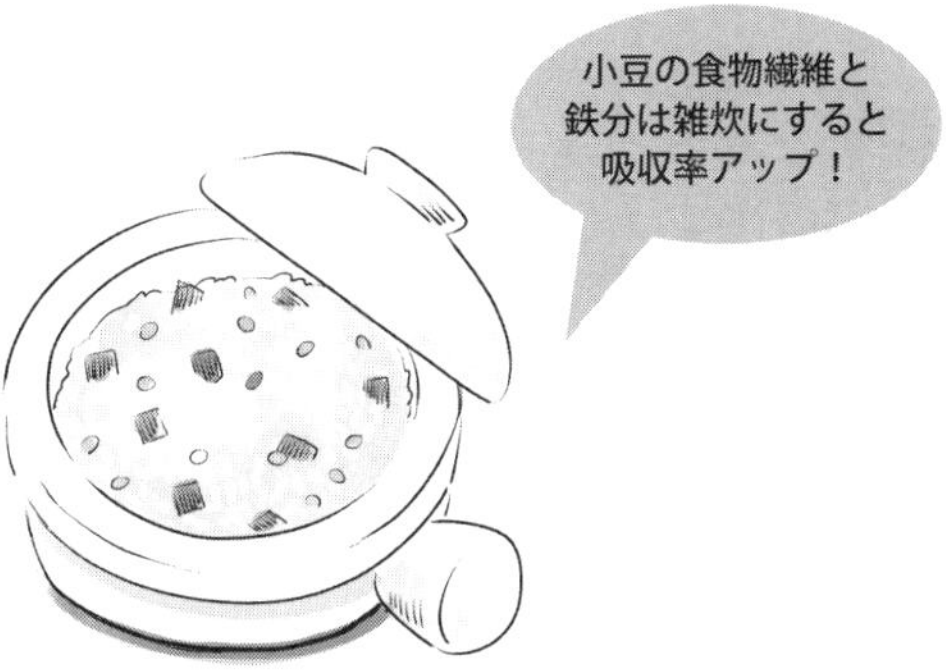
小豆の食物繊維と
鉄分は雑炊にすると
吸収率アップ！

食物繊維が摂れる
《主食》

じゃことめかぶのもち麦チャーハン

1人前食物繊維量＝5.1g

【材料／2人分】
もち麦ごはん…… 2 膳分
シイタケ…………… 2 枚
長ネギ…………… 1/2 本
じゃこ……………… 40g
めかぶ（味付けしていないもの）…………80g
サラダ油………小さじ4
〔A〕
しょうゆ……小さじ2
酢……………小さじ1
塩・こしょう……各少々
青しそ………………少々
白ごま………………少々

作り方

❶シイタケはみじん切りにして、長ネギは小口切りにする。

❷フライパンにサラダ油を熱し、❶を入れて炒める。しんなりとしたら、もち麦ごはんを加えて炒める。ごはんに火が通ったら、じゃこと刻んだめかぶと〔A〕を加えて、塩とこしょうで味を調える。粘りが少なくなるまで炒める。

❸皿に盛り、お好みで刻んだ青しそと白ごまをふれば出来上がり。

めかぶの食物繊維と
フコイダンで
免疫力アップ！

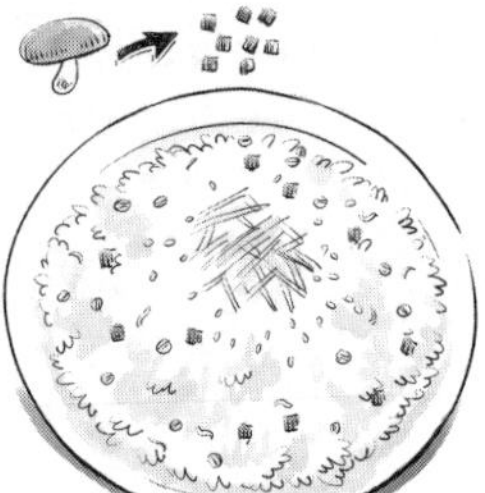

食物繊維が摂れる
《主食》

シイタケと大豆の和風パスタ

1人前食物繊維量＝ 6.6g

【材料／2人分】

大豆水煮………大さじ6
ネギ……………… 1/2 本
生シイタケ………… 6 個
ニンニク…………… 2片
サラダ油………大さじ4
濃縮麺つゆ……大さじ2
七味…………………少々
パスタ…………………160g

作り方

❶ネギとシイタケは5㎜くらいにスライスして、ニンニクはみじん切りにしておく。

❷器に❶と大豆を入れ、サラダ油をかけたらレンジで5分ほど加熱する。加熱したら、麺つゆと七味を加え混ぜる。

❸パスタは表示時間に従ってゆでる。パスタを❷と和えたら出来上がり。

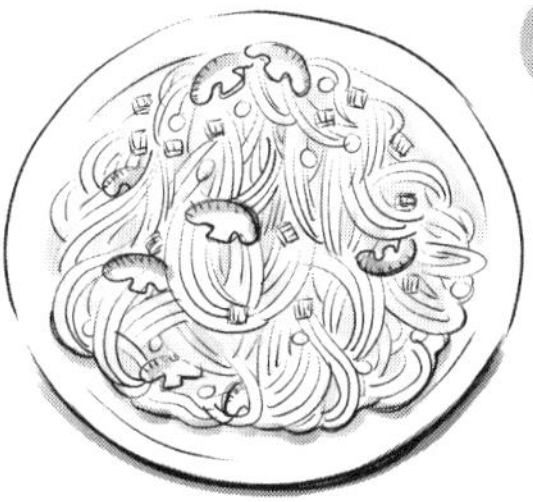

生シイタケと
大豆の組み合わせで
便秘を改善！

食物繊維が摂れる
《主食》

ナスとミックスビーンズのピザトースト

1人前食物繊維量＝ 7.9g

【材料／2人分】

全粒粉パン…………2枚
ナス…………………1本
塩……………………少々
ミックスビーンズ… 60g
ベーコン……………2枚
ピザ用チーズ……… 60g

〔A〕

ケチャップ……大さじ1
マヨネーズ……大さじ2

作り方

❶ナスはヘタを切り、1cm 角に切って塩をふってもむ。ベーコンは 1cm 幅に切る。

❷ミックスビーンズをあわせ、〔A〕を混ぜる。

❸全粒粉パンに❷をのせ、チーズを散らし、オーブントースターで約3～4分焼けば出来上がり。

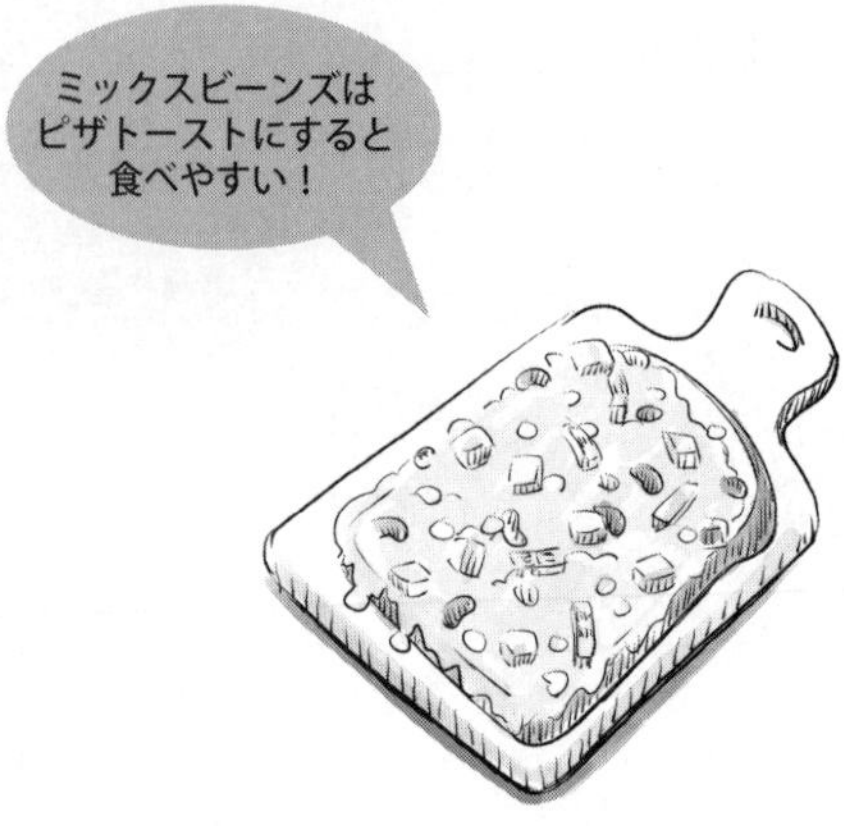
ミックスビーンズは
ピザトーストにすると
食べやすい！

「汁物」は根菜や豆類を使って「食べるスープ」を

汁物は、みそ汁を基本にして入れる食材を工夫してもＯＫです。それでもたまにはカレーベースにしたり、コンソメベースにしたり、工夫するとよいでしょう。具材でおすすめなのは、根菜類や豆類、海藻類。さらにゆでたもち麦を入れると、具だくさんの「食べるスープ」になります。

汁物のよい点は、スープにすることでより多くの食物繊維を摂れること。とくに忙しい朝には、具だくさんのスープにすると、バランスよく栄養素を摂り入れることができます。

暑い夏には、冷製のポタージュにすると、食欲も湧いてくるのでおすすめです。季節ごとに食物繊維が豊富な食材をチョイスして、１日１回は汁物を摂るようにしましょう。

食物繊維が摂れる
《汁物》

根菜のコンソメスープ

1人前食物繊維量＝7.8g

【材料／2人分】

ゴボウ……………1/4 本
レンコン…………100g
ニンジン…………1/4 本
タマネギ…………1/4 個
ベーコン…………40g
固形コンソメ……1/2 個
塩・こしょう………少々
水…………………300 ㎖
サラダ油………小さじ 1
ドライパセリ………適宜

作り方

❶ニンジンは千切りにする。タマネギは半分に切って薄くスライスする。ベーコンは細切りにする。

❷ゴボウはささがき、レンコンは薄くイチョウ切りし、酢水にさらして、しばらくアク抜きしておく。

❸サラダ油を入れ、強火で加熱したフライパンでベーコンを炒め、ニンジン、タマネギを炒める。さらにゴボウとレンコンを入れて、火が通るぐらいまで炒める。

❹鍋に炒めた❸と水、固形コンソメ、塩、こしょうを入れて煮込む。

❺スープ皿に入れて、仕上げにドライパセリを散らせば完成。

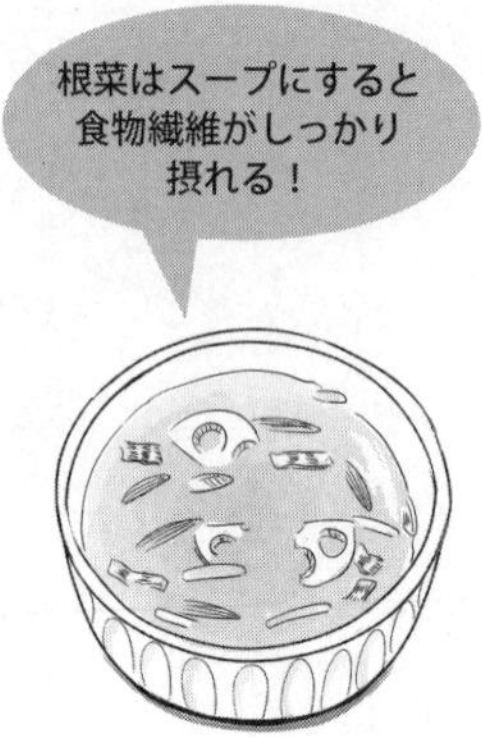
根菜はスープにすると食物繊維がしっかり摂れる！

食物繊維が摂れる

《汁物》

もずくスープ

1人前食物繊維量＝ 1.6g

【材料／2人分】

もずく（生食用）…50g
オクラ………………2本
ニンジン……………10g
ショウガ…………1/2片
えのきだけ…1/4パック
水…………………300ml
鶏ガラスープの素
……………小さじ1
しょうゆ……小さじ1/2

作り方

❶もずく、えのきだけは食べやすい長さ、オクラは小口切り、ニンジンとショウガは千切りにする。

❷水、鶏ガラスープの素、ニンジンを鍋に入れて火にかける。柔らかくなったらもずく、オクラ、ショウガ、えのきだけを加える。

❸しょうゆを加えて火からおろす。

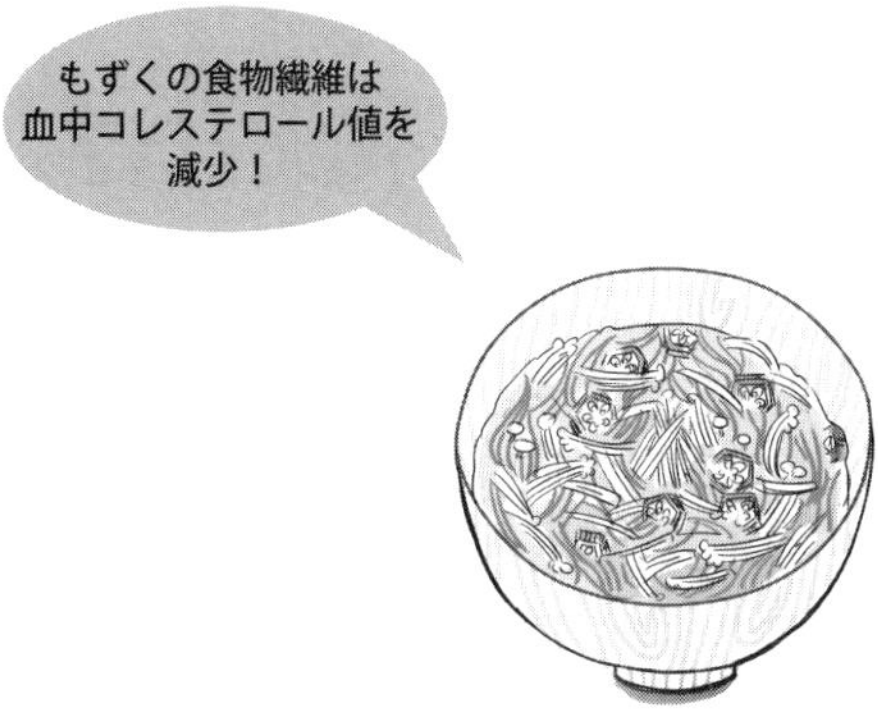
もずくの食物繊維は
血中コレステロール値を
減少！

食物繊維が摂れる

《汁物》

チキンともち麦のカレースープ

1人前食物繊維量＝4.3g

【材料／2人分】

もも鶏肉…………100g
ゆでもち麦………100g
タマネギ…………1/3個
赤パプリカ………1/3個
ニンニク……………1片
オリーブ油……大さじ1

〔A〕
水……………2カップ
コンソメスープの素(顆粒)………小さじ2
カレー粉……小さじ2

塩・こしょう……各少々
パセリ…………………少々

たんぱく質が豊富な
鶏肉と食物繊維で
腸内環境アップ！

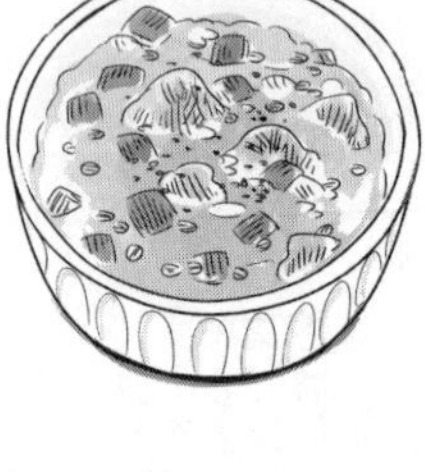

作り方

❶鶏肉は1㎝のそぎ切りにし、塩とこしょうをふる。タマネギは2㎝角に切る。赤パプリカは、へたと種を取って2cm角に切る。ニンニクは薄切りにする。

❷鍋にオリーブ油とニンニクを入れて香りが出たら中火にして、鶏肉を炒める。鶏肉の表面に焼き色がついたら、タマネギと赤パプリカを加え、さっと炒める。

❸〔A〕を加えて、煮立ったらゆでもち麦を加え、5分ほど煮て塩とこしょうで味を調える。

❹皿に盛って、お好みでみじん切りにしたパセリを散らせば出来上がり。

食物繊維が摂れる

《汁物》

ゴボウとサバ缶、コマツナのみそスープ

1人前食物繊維量＝5.0g

【材料／2人分】

ゴボウ……………1/3 本
コマツナ…………1/2 束
サバ水煮缶…………1缶
オリーブ油……大さじ1
ニンニク……………1片
酒………………大さじ2
水………………2カップ
鶏ガラスープの素（顆粒）
………小さじ1/2
みそ……………大さじ1

作り方

❶ささがきにしたゴボウを酢水につけておく。

❷コマツナは3㎝の長さに切り、サバの水煮缶は汁と身に分けておく。

❸フライパンにオリーブ油とニンニクを中火で炒め、香りが出てきたら❶を加えて炒める。

❹コマツナを加えて炒め、缶汁と酒を混ぜて、水を加える。

❺沸騰したら鶏ガラスープの素とサバの身をほぐして入れ、みそを溶いて入れたら完成。

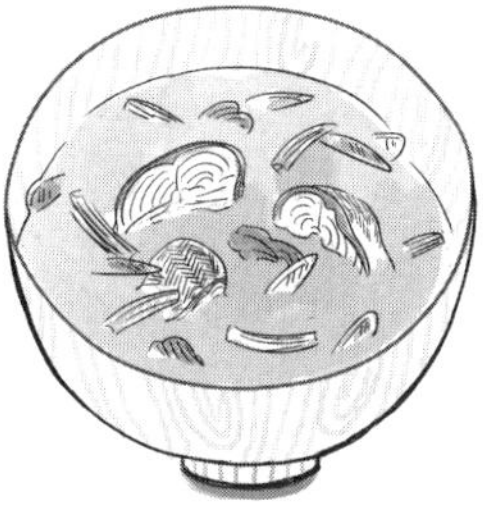

コマツナは
ビタミンC、カルシウム、
鉄分も豊富！

食物繊維が摂れる
《汁物》
豆乳コーンスープ

1人前食物繊維量＝2.7g

【材料／2人分】
コーン缶クリームタイプ………1缶
冷凍粒コーン… 1.5カップ
豆乳(無調整)……600ml
水…………………… 100ml
コンソメ(顆粒)………大さじ2
塩・こしょう………少々

作り方

❶鍋にコーン缶と豆乳、水、冷凍粒コーンを入れたら、強めの中火で温め、コンソメを入れて、さらに温める（冷凍粒コーンの代わりに缶の粒コーンでも可）。

❷コンソメが溶けて沸騰寸前になったら、弱火にする。塩、こしょう少々で味を整えて出来上がり。お好みでクルトンやみじん切りしたパセリをトッピングするのもおすすめ。

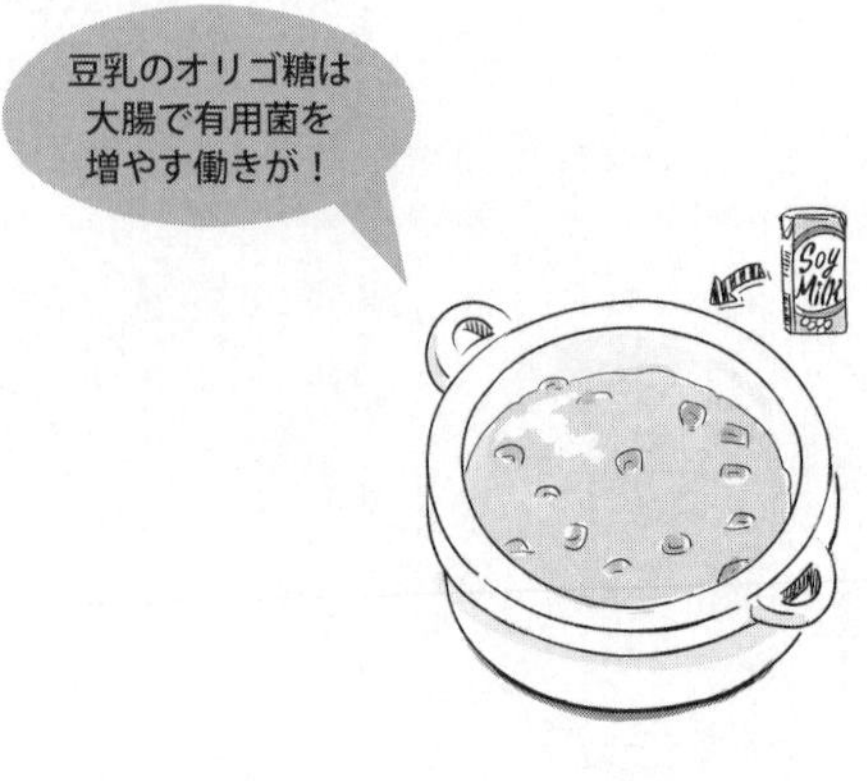
豆乳のオリゴ糖は
大腸で有用菌を
増やす働きが！
Soy Milk

食物繊維が摂れる

《汁物》

ゴボウとサトイモのポタージュ

1人前食物繊維量＝ **4.2g**

【材料／2人分】

ゴボウ……………… 1/2 本
サトイモ……………… 2個
タマネギ………… 1/4 個
バター…………大さじ1
〔A〕
水 ……………… 1カップ
固形スープの素 … 1/2 個
ローリエ ……… 1/2 枚
牛乳 ………… 1/2 カップ
塩・こしょう…… 各少々
生クリーム…… 大さじ1

作り方

❶ゴボウは斜め薄切りにしてから細切りにし、酢水にさらしてアク抜きをし、ザルに上げて水気をきる。

❷サトイモは洗って耐熱皿に並べてラップをかけ、電子レンジに7～8分かけて柔らかくなったら皮をむく。

❸薄切りにしたタマネギをバターで炒め、❶を加えて炒め、〔A〕を加えて柔らかくなるまで煮る。

❹ローリエを取り出し、サトイモと牛乳を加えて、あら熱を取ってからミキサーにかけて、鍋に戻して温め、塩、こしょうで味を調える。皿に盛って生クリームをかけて完成。

サトイモの粘質物は
便秘解消に効果あり

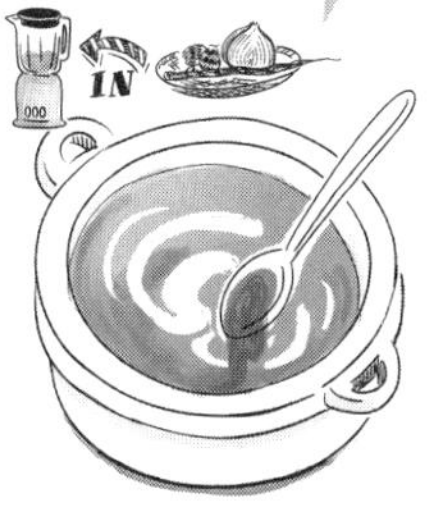

「スイーツ」は甘さ控えめ、食物繊維たっぷり！

食物繊維のメニューを極めてくると、次に思うのが、「食物繊維たっぷりのスイーツを作ってみたい！」ということ。

理想は朝昼晩の食事で食物繊維をしっかり摂ることですが、それが難しい場合は、おやつの時間に食物繊維たっぷりのスイーツを摂りましょう。時間があるときに作り置きしておけば、翌日もいただけるので便利です。

食物繊維が豊富で、なおかつ美味しいスイーツのレシピを青江先生、暁子先生から教えていただきました。

「スイーツは作るのが大変そう」と思う方々のために、誰でも簡単に作れるメニューをご紹介します。

おやつタイムに、おいしいお茶と一緒にぜひ、ご家族や友人と楽しく召し上がってみてください。

食物繊維が摂れる
《スイーツ》

もち麦ふんわりクッキー

食物繊維量 1 個 = 0.4g

【材料／ 40 個分】

ゆでもち麦……… 100g
バター……………… 60g
砂糖………………… 50g
溶き卵……………… 1 個
牛乳…………大さじ 1.5
アーモンド………… 50g
レーズン…………… 50g
〔A〕
小麦粉…………… 200g
ベーキングパウダー
……………大さじ 1/2

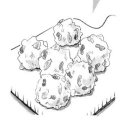

作り方

❶バターは室温で柔らかくしておく。アーモンドは刻み、レーズンは半分に切る。〔A〕は合わせてふるいにかける。

❷ボウルにバターを入れ、泡だて器でクリーム状になるまで混ぜてから、砂糖を入れて混ぜ、溶き卵と牛乳を加えて混ぜる。

❸ゆでもち麦、アーモンド、レーズンを加えて混ぜ、〔A〕を加えてヘラで混ぜる。

❹天板にクッキングシートを敷き、大きめのスプーンで❸をすくって、こんもりとさせながら並べる。180℃のオーブンで 10 分〜 15 分焼けば完成。

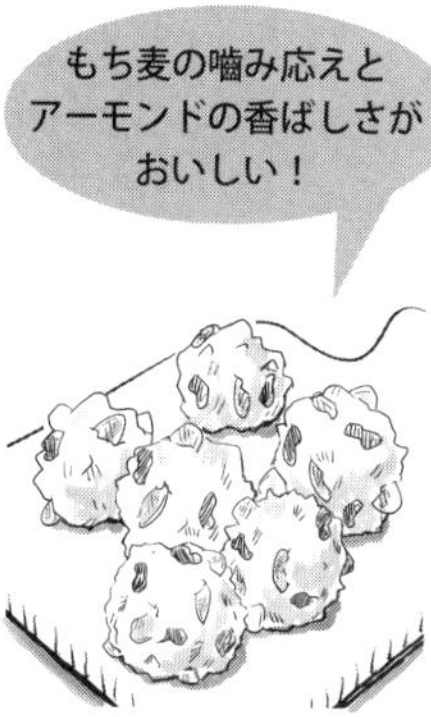

もち麦の噛み応えと
アーモンドの香ばしさが
おいしい！

食物繊維が摂れる
《スイーツ》

米粉のバナナくるみマフィン

食物繊維量１個＝ 1.8g

【材料／6個分】
バナナ……………小1本
さとうきび糖………25g
なたね油………大さじ2
豆乳（無調整）………50cc
ゆでもち麦…………60g
くるみ………………45g
〔A〕
米粉………………60g
アーモンドパウダー
…………………40g
ベーキングパウダー
…………小さじ1
重曹………小さじ1/2

ゆでもち麦の
もっちり感と
バナナの甘さは
相性抜群！

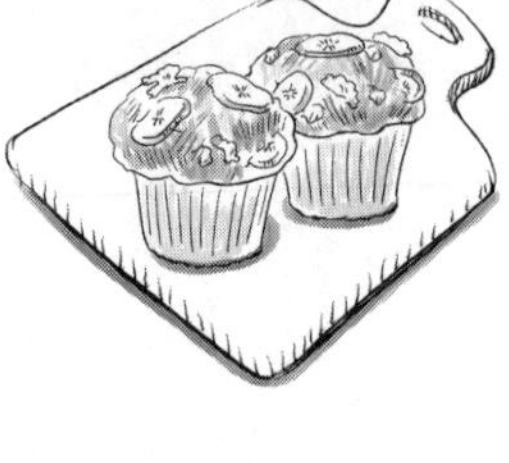

作り方

❶オーブンは 180℃に温めておく。ポリ袋に〔A〕を混ぜて入れる。

❷ボウルにバナナを入れて、フォークでつぶし、さとうきび糖、なたね油、豆乳を加えて、泡だて器でよく混ぜる。

❸ ❷へ、ゆでもち麦とくるみ（上にのせる分、6個を除いたもの）を手で砕きながら入れて混ぜる。

❹ ❸の中に〔A〕を入れて、へらでざっくりと混ぜる。

❺マフィンの型に入れ、くるみをのせて 180℃のオーブンで 30分焼く。竹ぐしなどで刺して中まで火が通っていたら、型のまま網にのせ、冷ましたら出来上がり。

食物繊維が摂れる

《スイーツ》

黒ごま豆乳プリン

食物繊維量 1 個 = 2.1g

【材料／5個分】

練り黒ごま………… 50g
豆乳（無調整）…… 280cc
さとうきび糖……… 40g
ゆでもち麦…………100g
粉ゼラチン………… 5g
水………………大さじ2

作り方

❶器に水を入れて、粉ゼラチンを入れてふやかしておく。

❷ボウルに練りごまを入れ、泡だて器でよく混ぜてから、さとうきび糖を入れて、なめらかになるまで混ぜる。

❸鍋に豆乳とゆでもち麦を入れて火にかけ、ゴムべらでかき混ぜる。温まったら、ふやかしておいたゼラチンを加えてよく溶かす。

❹ゼラチンが溶けたら火を止めて、❷のボウルへ少しずつ混ぜながら入れる。器に流して冷やし、固まったら完成。

❺お好みで生クリームや、ゆで小豆をトッピングするのもおすすめ。

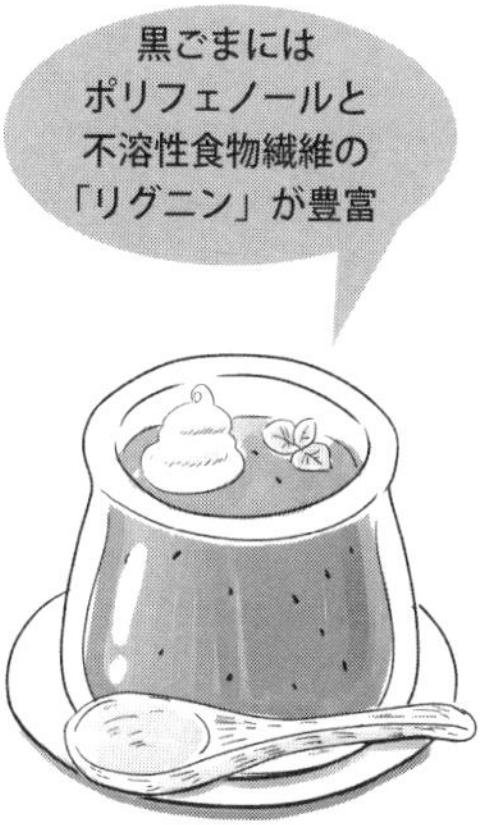
黒ごまには
ポリフェノールと
不溶性食物繊維の
「リグニン」が豊富

食物繊維が摂れる
《スイーツ》

トマトとリンゴのもち麦スムージー

食物繊維量１杯＝ 3.9g

【材料／2人分】
ゆでもち麦……大さじ８
トマト…………………１個
りんご…………… 1/2 個
ヨーグルトドリンク
………１カップ

作り方

❶トマトを２～３cm角に切る。リンゴは皮付きのまま、芯と種を取ってから２～３cm角に切る。トマトやりんごは冷凍庫で凍らせる。

❷ミキサーにヨーグルトドリンク、凍らせたトマトやりんご、ゆでもち麦の順番に入れて、かくはんすれば完成。

❸そのままでもおいしいですが、お好みではちみつを入れるとさらに飲みやすくなるのでおすすめ。作ったスムージーはすぐに飲むこと。時間がたつと分離したり、変色したりする場合も。

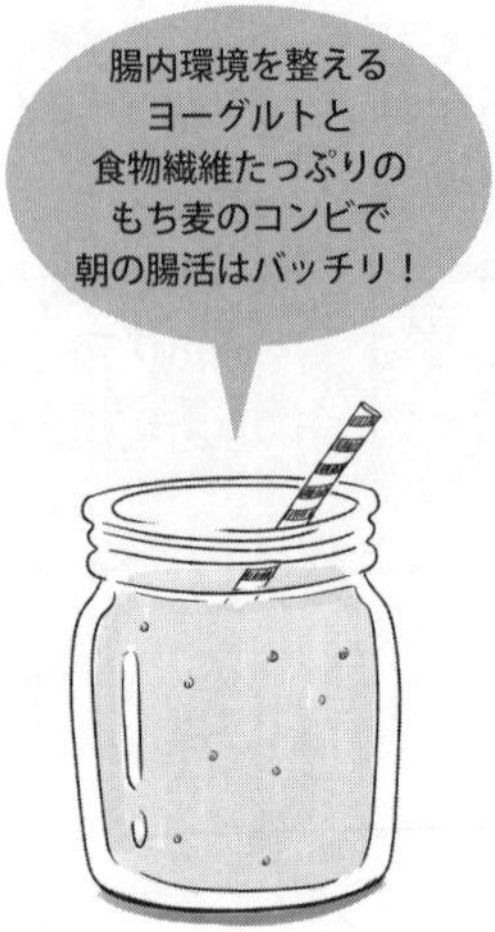
腸内環境を整える
ヨーグルトと
食物繊維たっぷりの
もち麦のコンビで
朝の腸活はバッチリ！

小林家&青江先生が実践！食物繊維を意識した食事メニュー

食物繊維たっぷりのレシピを紹介したところで、続いては小林家と青江先生が毎日実践している食物繊維を意識した食事&スイーツのメニューを紹介します。

忙しい毎日でも、食物繊維を効率よく摂るのにおすすめなのは、もち麦を活用したり、スムージーにしたりしてより多くの栄養素を取り入れることです。

また、大麦ブランのシリアルや、コンビニのおにぎりでも、食物繊維を摂ることができます。一回の食事でたくさん摂るよりも、毎日、少しずつでも続けることが大切です。

そのあたりのアイデアも含め、お伝えしていきます。

〈小林家〉食物繊維が豊富な「もち麦」を活用したメニュー

「もち麦」を使ったメニューをいくつか紹介してきました。「もち麦」は、白米の約25倍の量の食物繊維が含まれているばかりか、水溶性と不溶性がバランスよく含まれている、とても優秀な食品だとわかっています。

さらに、「もち麦」の粘り気のもとになるβ―グルカンは、すでに記したように血糖値の上昇を防ぎ、コレステロールの吸収を抑え、腸内の有用菌を増やす働きがあります。

食感もよく、ほかの食材との相性もよいことから、小林家では「もち麦」が食事のメニューに大活躍しています。

「もち麦」を食事に取り入れる方法は、大きく二つ。一つは主食として「もち麦ごはん」として食べること。小林家がおすすめするのは「5割炊きもち麦ごはん」です。5割炊きとは、白米2に対してもち麦が1という割合の炊き方です。これを1日2

小林家イチオシメニュー①

5割炊きもち麦ごはん

冷めてもおいしい。作り置きも◎

【材料】

白米…………………2合
もち麦………………1合

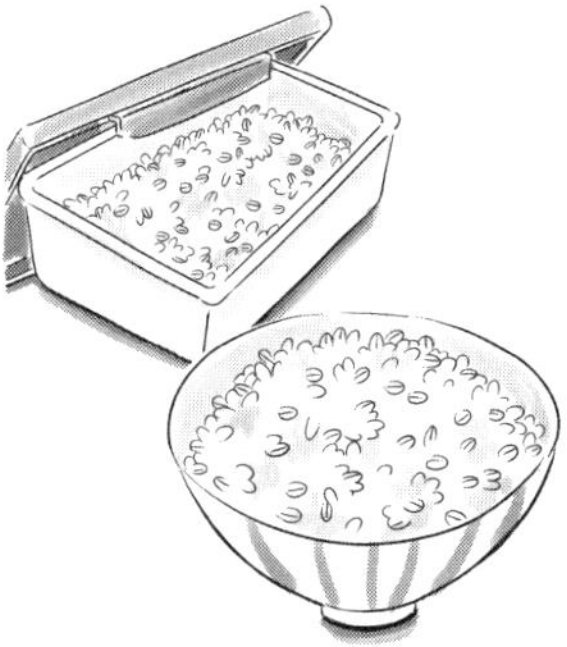

【作り方】

❶米を研いだら水をきって炊飯器に入れる。

❷もち麦を加えて水を3合の目盛りまで入れる。

❸30分ほど吸水させたら炊く。炊き上がったら混ぜる。

膳摂ると、食物繊維が約6g摂れます。

　主食としてもち麦ごはんを摂る場合は、カレーライスをもち麦ごはんにしたり、マグロ丼などのどんぶりものを、もち麦ごはんにすると初めてでも食べやすいでしょう。

　また、もち麦は冷えても硬くならずに、もちもちした食感が続くのが特徴です。おにぎりにして中身に昆布の佃煮を入れたり、ひじきと混ぜたりすることで、さらにおいしく、食物繊維をたっぷりと摂ることができます。

小林家イチオシメニュー②

ゆでもち麦でサラダ

サラダやスープに混ぜて使える！

【材料】

もち麦………… 1/2 カップ
水…………………………1ℓ

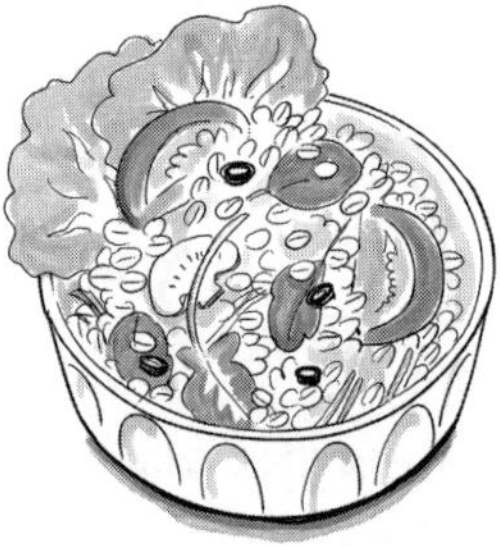

【アレンジ】

サラダやスープ、みそ汁、和え物などにゆでもち麦をプラスするだけで食物繊維の量がアップします。忙しい朝でも、さっとアレンジできるのがいいですね。

もち麦2分の1カップを1ℓの水でゆで、サラダやスープに入れるアレンジも食べやすくておすすめです。ゆでもち麦を、サラダやスープに入れる場合は大さじ4～5を目安に、加えてみましょう。

スイーツの場合は米粉や小麦粉に混ぜたり、トッピングするなど、いろいろアレンジできるうえ、歯ごたえもよくおいしくいただけます。

冷凍して2～3週間の保存が可能。料理に使うときは、レンジでチンすればOKです。

小林家イチオシメニュー③

野菜＆果物たっぷりスムージー

野菜や果物をたくさん摂りたいときはスムージーに

【材料】

凍らせた葉物野菜や果物など家にあるものでOK。プレーンヨーグルト 100g、ゆでもち麦少々。

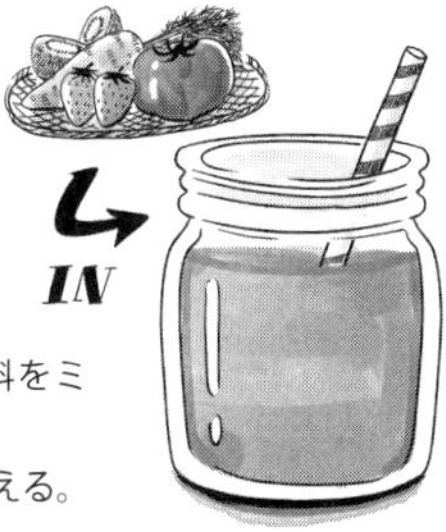

【作り方】

❶凍らせた野菜や果物などの材料をミキサーにかける。

❷お好みではちみつやレモンを加える。

小林家イチオシメニュー④

バナナのグラノーラ

そのまま食べてもヨーグルトにかけてもおいしい！

【材料】

バナナ、サプリメント（ファイバープロ）、メープルシロップ

【作り方】

❶ボウルに材料を入れ、ハンドミキサーで混ぜる。

❷オーブンの天板に❶を薄く広げる。145℃のオーブンで20分、焦げないように焼く。

❸135℃に下げて15分程度焼く。焼き色がつかなければさらに10分～15分焼く。

❹オーブンから出し、冷めたらお好みでチョコチップやドライフルーツを加え、瓶などで保管。

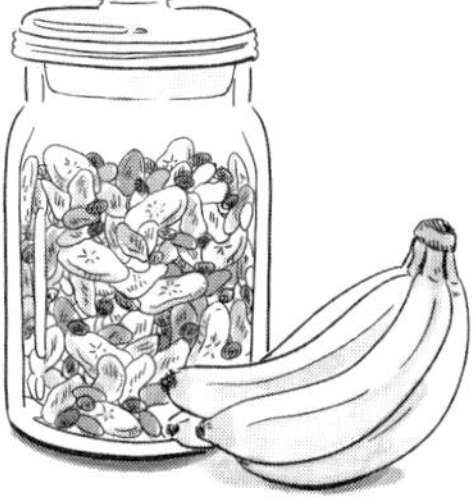

〈青江先生〉シリアルをアレンジしたメニュー

「忙しい朝に手の込んだメニューを作るのは難しい」

という人もいるでしょう。食物繊維たっぷりの食事を作るのがプレッシャーになって、毎日続かないというのでは本末転倒です。

そこで、青江先生が実践している、簡単なうえにしっかりと食物繊維が摂れるメニューを紹介しましょう。

それは、シリアルをアレンジしたメニューです。最近では、大麦や小麦のオールブランのシリアルがたくさん出回っています。大麦は水溶性食物繊維であるβ―グルカンとレジスタントスターチをたっぷり含んでおり、腸の奥まで届く優秀な食材です。それを食べやすくシリアルにしてあるので、時間がない朝食でも食物繊維をたっぷり摂ることができます。

「シリアルは大麦、小麦、ライ麦などを混ぜるとよいです。お好みでバナナやキウ

青江先生イチオシメニュー①

シリアル（大麦や小麦ブラン）＋プロバイオティクスヨーグルト

食物繊維と相性のよいヨーグルトの組み合わせ

【材料】

大麦や小麦ブランのシリアルとお好みでプロバイオティクスヨーグルト

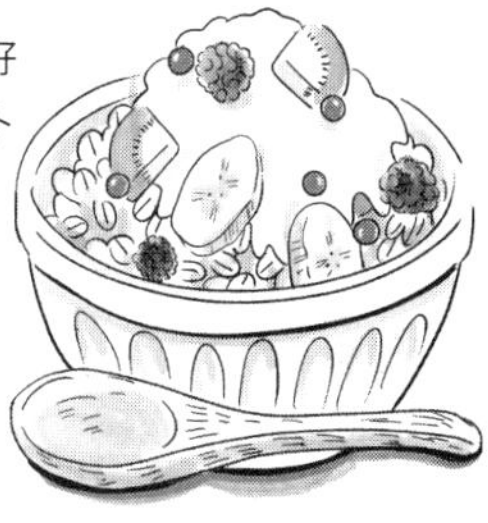

【作り方】

❶シリアルボウルに大麦シリアルや小麦ブランを入れ、プロバイオティクスヨーグルトをかける。

イフルーツ、ナッツ類をトッピングすると食物繊維の摂取量がアップします」（青江先生）

また、シリアルに飽きてしまったときは、大麦やライ麦のパンにプロバイオティクスヨーグルトの組み合わせも最強です。

大麦またはライ麦50％のパンなら食物繊維も豊富なうえ、香ばしいおいしさがあります。プロバイオティクスヨーグルトと合わせれば、食物繊維と相性のよい乳酸菌を摂ることができるので、理想的な朝食メニューになります。

青江先生イチオシメニュー②

玄米やもち麦入りのおにぎり

お昼にコンビニを利用する場合にも

【ポイント】

コンビニにはおにぎりだけではなく、サラダや具だくさんのスープなどにも「食物繊維の量」が表記されたものがあります。かしこく選んで1日21gを目指しましょう。

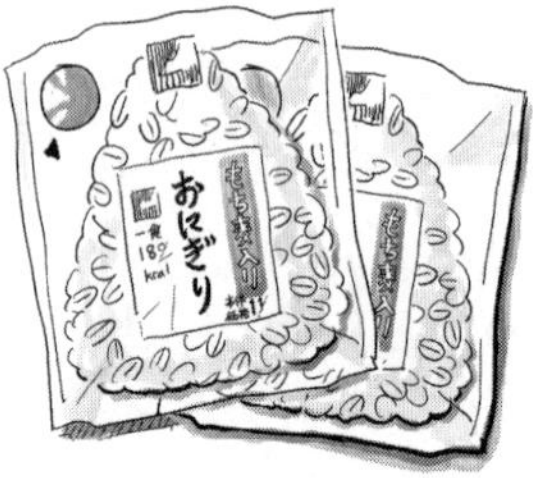

朝晩は自炊できても、お昼はどうしても外食になってしまう人もいます。そんな場合、最近のコンビニでは食物繊維の表示の入った玄米やもち麦、豆類や海藻類が入ったおにぎりやサラダがたくさんあるので、利用するのもいいですね。「ひじきや豆が入ったおにぎりや、とろろ昆布を巻いたおにぎりなどは、血糖値を上げない組み合わせとして最高です」（青江先生）

コンビニで買うときは、商品に食物繊維やカロリーの表示がされているので、チェックして選ぶとよいでしょう。

第4章

【体験談】私たちは食物繊維でこんなに元気になりました

2週間
体験談
1

30代前半
女性

長年、悩んでいた便秘が悪化。質の高い食物繊維と乳酸菌で便秘も肌荒れも改善！

小林先生の雑誌の特集記事で、腸内環境が悪化すると便秘や肌荒れだけでなく、気持ちの落ち込みなどにも影響してくる、と紹介されていました。症状の大多数が自分に当てはまっていたことに驚き、小林暁子先生のクリニックにうかがうことにしました。

中学生の時くらいにダイエットをしたのをきっかけに、つねに便秘に悩んでいました。でも、まわりの友達にもそういう人がいたので、自分の便秘も大したことはないだろう、とずっと放置してしまったのです。

しかし、市販の刺激性の下剤の量が日に日に増えていき、身体の冷えや浮腫《むく》み、肌荒れなどトラブルも増えて、気分もどんどん落ち込んでいきました。

どうにか抜け出したいと思って決心し、近所の大きな病院に行って検査してもらいましたが、「腸の病気はとくにありません。ただの便秘なので、下剤を飲んでください」との診断でした。

突き放されたような気持ちになってあきらめかけていた時に、小林弘幸先生の記事で「何歳になっても腸内環境は変えられる。腸がいかに大事な臓器であるか」ということ、また先生ご自身も昔、「腸の悩みを抱えていた」ことを読み、すぐに先生のクリニックできちんと自分の腸の状態を知りたいと思い、相談したのです。

何歳からでも腸内環境は変えられる！ぽっこりお腹もスッキリして大満足

クリニックでは、自分の便秘のタイプをレントゲンや超音波で調べ、また老廃物の貯留レベルを検査していただきました。

「とにかく腸内環境が変われば人生が変わりますよ！」と、先生と専門の看護師さ

私の場合

【食生活】

①朝起きたらすぐにコップ一杯の水を飲む。この時にレモン1絞りとサプリメントの『ファイバープロ』を1包入れて飲むことで、水溶性食物繊維を5g摂取。

②朝ごはんは、ヨーグルトにキウイフルーツやリンゴ、バナナなどのフレッシュフルーツと、大さじ1杯くらいのドライフルーツ、グラノーラにより不溶性食物繊維を摂取。もしくは、ミキサーで野菜や豆乳、リンゴやバナナなどとミックスしてスムージーにして飲む。

③夜の食事は寝る3時間前までに終えて、具だくさんのみそ汁で食物繊維をバラエティー豊かに摂取。

んからのカウンセリングをしっかり受けたこともあり、1か月1か月、体調が変化していくのが実感できました。

まず、先生の指導で動きの悪い腸に無理に食べ物を詰め込むのではなく、有用菌のエサとなり、腸内発酵しやすい質の高い食物繊維や乳酸菌のサプリメントを摂ることに。便を軟らかくして、直腸に栓のように詰まっていたものをなくすようにしていきました。

するとあきらめていた便秘が改善したばかりでなく、肌も乾燥しなくなり、生理中に気になっていた浮腫みも気にならなくなりました。何より、食事を減らしたわけでもないのにウエストが細くなり、下腹部のぽっこりがなくなってきたのです。

やせ気味な体型なのにお腹だけがぽっこり出て、下半身太りなのを気にしていましたが、半年後には見事にスッキリしました。もちろん毎日、お通じもあり、何よりも気持ちの落ち込みもなくなりました。

年齢を重ねても健康で美しくありたいので、定期的にクリニックに通っています。いつも最新の腸の情報をシェアしてくださり、自らの体験をていねいにお話ししてくださる小林暁子先生と看護師さんやスタッフさんに支えられて、これからも腸活の優等生でいたいと思います。

2週間
体験談
②
50代後半
女性

便秘がひどくなり、毎月、腹痛に悩み。夫の勧めと小林先生の腸活の指導で健康に

最初にクリニックにうかがったのは、50歳を過ぎたころ。20代の頃から便秘に悩んでおり、2度の出産後も便秘が悪化して苦しみましたが、しばらくは子育てに夢中で便秘であっても自分の身体を気遣う時間もありませんでした。30代、40代と週に1回くらいしか出ないまま、ずっと放置してきました。

その後49歳ごろから月経不順になり、気がつけば51歳の閉経を迎えた後にいつも放置していた便秘が突然、ひどくなったのです。左下腹部が冷汗が出るくらい痛くなるトラブルが月に数回出るようになり、怖くなって友人に相談したところ、彼女が通院していた小林暁子先生のクリニックを紹介してくれたのです。

友人は通院して半年くらい経過しており、腸が変わることの素晴らしさをすでに実感し始めていたそうです。実際にクリニックで教わった栄養やマッサージのこと

も教えてくれました。

仕事が忙しくクリニックに予約をなかなか取らない私を見て、夫が、女性のがん死亡率の第1位は大腸がんということで、早くきちんと診てもらって欲しい、と私の背中を押してくれ、通院を始めました。

夫は過敏性大腸炎。夫婦揃って、有用菌を活性化する食生活に！

じつは一緒に行ってくれた夫は、若い頃から自分とは逆にストレスなどでお通じが緩くなってしまう過敏性大腸炎でした。以前、ほかのクリニックに行った時には、ストレスだから精神安定剤を飲むようにいわれ、しばらく指示に従っていましたが一向によくならず、疑問を感じ夫は治療をやめていました。そんな夫とは「二人で足して2で割ったらちょうどよいのにね」などと慰め合っていました。

私の場合

【食生活】

①平日の朝は、具だくさんの長生きみそ汁。その他に旬の野菜や海藻などを加えて、おみそ汁だけでお腹がいっぱいになるような献立。ご飯はもち麦ご飯に。また、たんぱく質不足にならないように、魚や肉、大豆などをトッピングしたサラダを摂るようにした。

②休みの日は、なるべく早い時間に夕飯を食べるように心がけた。料理のメニューはつねにバランスのよい食物繊維摂取を目標として、根菜の煮物や季節の野菜入りのスープ、野菜たっぷり麺類、つけ合わせに色々な豆のサラダや自家製ピクルスなどレパートリーを増やして、楽しみながら食べている。

小林先生に診ていただいたあと、カウンセリングで、有用菌を増やすことの重要性と食事のご指導を健美腸指導士の方に教えていただいていると、突然夫が、「自分は過敏性腸症候群で悩んでいるけれど、有用菌を活性化することの重要性は自分の症状にも必要なのでしょうか」と質問したところ、小林先生は、「おっしゃる通りです。便秘も過敏性大腸炎も腸内環境を整えることで、必ず改善しますよ」と、おっしゃってくださいました。

私たち夫婦は、先生からの言葉が何

より嬉しく、私は宿便を掃除する治療を行いながら、よい食物繊維を食事とサプリメントで摂ること、良質の乳酸菌を摂取することを夫婦二人とも共通で開始しました。

2か月くらいでお互い悩んでいた症状が改善し始めて、今では食事に気をつけるだけでかなりコントロールできるようになりました。

あれだけ頑固な便秘がいまではウソのように、毎日、するりと快便です。夫もストレスがたまるとすぐ下痢をしていましたが、お腹がゆるくなることがなくなりました。夫が、「イライラすることがなくなった気がする」と言っているのも、腸活のおかげだと思います。

食物繊維が豊富な食事にも気を遣うようになり、毎日、健康になっていく実感が何よりも励みになりました。やはり夫婦で一緒に腸活していることも、長続きの秘訣ですね。張り合いがありますし、夫の笑顔が増え、より一層夫婦仲もよくなったように思います。

2週間
体験談
3
20代後半
女性

食生活の乱れで、お腹が張ってしまう悩みが解消

ダイエットをきっかけに中学生の時くらいから便秘が悪化しました。とくに最近の悩みはお腹が異常に張ってしまうこと。昼ご飯を食べた後くらいから、お腹にガスがたまってしまい、とくに静かな会議中などにガスが出てしまうのでは、とヒヤヒヤすることも多く、それがすごくストレスでした。

困り果てていたところに出会ったのが、小林弘幸先生の雑誌の記事。ぜひ小林先生に診察していただこうと決めました。

先生に診ていただくと、レントゲンで胃の中や腸の中にガスが非常に多くたまっているうえに便秘になっていることを指摘され、食事の方法なども含め、カウンセリングしていただきました。

先生からご指導された中で、とくに次の2点に関して気をつけるようにしました。

しっかり噛んで食べ、良質な食物繊維を食べるだけでお腹のハリがなくなった

①しっかり咀嚼《そしゃく》する

つい食事中もテレビや携帯を見ながら、友達や家族と話しながら食べてしまい、気がつくとあまり噛まずに飲み込んでいました。先生から一口食べたら、20回から30回噛むように指導され実践しています。

②炭水化物過多にならないようにする

甘いものが好きなので、菓子パンやお菓子を食事代わりにしたり、パスタが好きなので昼はかならず会社の近くでパスタランチを食べたりしていました。先生からは「炭水化物を多く摂りすぎているのでは？」と指摘されました。

炭水化物を摂るなら、良質の食物繊維を含む全粒粉やライ麦などのパンやパス

私の場合

【食生活】

①早食いの癖を直すようにした。一口食べたら、しっかり20〜30回噛んで食べるようにしたら、満腹感も出て、お腹にガスがたまらなくなった。

②食物繊維を多く含む全粒粉やライ麦などのパンや、パスタ、小麦ブランを含むマフィンを食べ、質の高い炭水化物に変えるようにした。

③食物繊維をバランスよく含んでいるものを食べる。

④1日1.5ℓを目指して水を飲むようにした。

⑤毎朝、自分でつくった野菜ジュースにサプリを入れて飲み、ヨーグルトも必ず食べるようにした。

タ、もしくは小麦ブランを含むマフィンや、雑穀を混ぜたご飯にかえて、しっかり噛んで食べることを指導されました。

これらを実践すると、1週間くらいで、お腹の張りが減少し始め、よく噛むことで満腹感をしっかり得られるため、間食でお菓子に手を伸ばすことが減り、お腹回りがペッタンコになってきたのです。

3週間たった頃には、便通もよくなり、10年以上の便秘の悩みがなくなって、びっくりしました。

食事のメニューは本当に気をつけるようになりました。これまで朝食は食べないことも多かったのですが、先生から、「朝はしっかり食べるように」とご指導いただいてから、毎朝、自分でつくった野菜ジュースにサプリメントを入れて飲み、ヨーグルトも必ず食べるようにしました。

昼や夕食は外食になってしまうことも多いのですが、そのような時も玄米や根菜類、わかめなどの食材が入ったメニューを選ぶようにしました。これまではお腹が張るのが気になり、あまり水分を摂らなかったのですが、意識して1日1・5ℓ飲むように心がけています。

「医食同源」といいますが、腸によいものを食べている、と思うだけで健康に近づけている気がします。これからもアドバイスをいただきながら、食物繊維メインの食生活を続けていきます。

2週間
体験談
4

40代前半
男性

不規則な食生活やストレスで、病気予備軍だったのが、劇的に改善！

入社してから10年以上、仕事が営業職のため昼と夜はほぼ外食で、忙しいときは食べられない日もありました。夕食を食べる時間が遅くなることも多く、結局、朝は食欲がないので食べない、という不規則な食生活でした。

水分もあまり意識して摂取しなかったですし、便通がきちんとあるかどうか意識したこともありませんでした。ただ、思い返せばプレゼンなどでストレスがかかったり、夕食時にアルコールの量が多くなった時に、下痢になったりすることが多かったように思います。

それ以外は、毎朝よいお通じがある、という経験もなかったものの、自分にとってはそれが普通だったので気にも留めていませんでした。

自分の身体や健康について意識したのは、会社の健康診断で、それまでは「あまりアルコールを飲み過ぎないように」と医師から注意を受ける以外は何も引っかからなかったのに、40代になったとたん、「高コレステロール血症、高中性脂肪血症、高尿酸血症、糖尿病予備軍、拡張期血圧の上昇傾向」が一気に指摘されてしまったのです。

結果説明でも医師からかなりの注意を受け、「完全にメタボリック症候群だから、このままではかなりまずいですよ」と言われ、すぐにでも生活習慣を改めるように指導されました。

腸内環境がよくなることでストレスにも強くなった

しかし、実際に明日から何をどのように改善すればよいのか、という指導はされず、自分自身でもただただ不安とあせりしかありませんでした。

私の場合

【生活習慣】

休日でも寝だめはしない。同じ時間に起きて、疲れていれば早めに寝る。

【食生活】

①朝ごはんをきちんと食べて、昼はお腹いっぱいに食べない。朝ごはんは雑穀米と具だくさんみそ汁を摂る。

②昼食はコンビニ食でも、先にもずくや海藻サラダを食べてから主食を。サラダチキンなどたんぱく質を意識し、炭水化物は極力避けるようにした。

③夕食が会食になるときは、食物繊維を含まない白米やパスタやデザートの類は頼まない。遅いときはドリンクなどを食前に飲み、血糖値上昇を抑える。

そんな折に、雑誌で腸内環境の特集記事を読み、理論的に健康にアプローチできると感じ、小林先生のクリニックで診ていただくことにしました。腸内だけでなく、自律神経の乱れも気になっていたので、自律神経外来を開設している小林弘幸先生に診てもらうことにしました。

弘幸先生から改善点を挙げていただき、すぐ実践することにしました。

私の場合、長期的に取り組む生活習慣の改善と、定期的な来院でのチェックの両輪でいく方法でした。クリニックで定期的に体調チェックをしてもらったおかげで、いまではすっかり腸内環境がよくなり、すべての血液データが改善傾向になって、幸い薬を飲まずに経過を見ている状況です。

自律神経の検査もしました。自分の自律神経のバランスを見て、それに沿ったバイオフィードバック治療や高周波治療なども取り入れました。かつてのように、疲れやすかったり、精神的なストレスでイライラしたり集中ができなかったり、自信を喪失することもなくなり、安定して過ごせています。数か月で血液のデータが改善したばかりでなく、体脂肪を中心に減量が進み、ＢＭＩ値も正常化しました。

パートナーや会社の同僚、顧客とのコミュニケーションを取るのが本当に楽しくなり、ストレスに強いメンタルも腸からつくられているのを実感しています。

2週間
体験談
5

50代前半
女性

有害菌だらけだった腸内環境が、食物繊維のおかげで有用菌が増えた

30代で出産後、ひどい便秘に悩まされていました。子育てと仕事の両立で毎日忙しく、食事もつい簡単に済ませられるラーメンやジャンクフードが多くなってしまったのも原因だと思います。

そのうえ、もともと野菜類が苦手で、食物繊維が豊富な野菜を食べてきませんでした。若いうちは、3日に1度ほどの便通でしたが、40代後半になってからは1週間出ないことも。あれこれ下剤も試しましたが、効き目がありませんでした。

同じような悩みをもつ友人から紹介されて、小林先生のクリニックで診ていただくと、腸内に有害菌が圧倒的に多いとのこと。

腸内に有用菌を増やすため、エサとなる食物繊維と乳酸菌を摂るようにアドバイスをいただきました。これまで食物繊維は、ゴボウやダイコンなどの根菜類にしか

ないと思っていましたが、果物やわかめ、大麦などにも多いことを知り、思い切って主食を白米からもち麦や玄米に変え、毎日、野菜とワカメやとろろを入れたみそ汁を飲むように心がけました。

夜型だった生活を朝型に変え、毎朝、朝日を浴びる生活に

また、夜型だった生活を、朝型に切り替え、毎朝、起きてすぐにカーテンを開けて朝日を浴び、水を1日2ℓ飲むようにしました。

最初はこれまでの習慣を改めるのは大変でしたが、しばらく続けると明らかに変わってきたのが便通でした。1週間に1度が3日に1度になり、2か月後には、毎朝、便通があるようになりました。

腸内環境を調べていただくと、最初は最低ランクだったのが、Aランクになり、

私の場合

【生活習慣】

①朝起きたらすぐ、部屋のカーテンを開けて朝日を浴びる。

②朝晩、ストレッチをして身体を動かす。

【食生活】

①毎日、水を2ℓ飲む。

②苦手な野菜はみそ汁に入れて、昆布類を入れて毎日飲む。

③ヨーグルトはビフィズス菌、ガセリ菌などいろいろな種類が含まれているものを毎朝、食べるようにした。

④これまで主食は白米オンリーだったが、食物繊維を多く含むもち麦や玄米に変えて毎日食べるようにした。

⑤自分と家族の健康のため、食物繊維が多い食材を使って料理をつくるようになった。

先生からも「よく頑張りましたね。お肌の調子もよくなったみたいですね」とほめていただき、さらにモチベーションが上がりました。

先生のクリニックでいろいろとご指導をいただくなかで、脳と腸は直結してお互いに影響しあっていること、腸内環境がよくなると、腸から幸せホルモンが出て、精神的に安定してイライラしなくなることなどを学びました。

本当によいことだらけですね。家

族や友人から「最近、肌もきれいになって若返ったんじゃない？」と言われるようになりました。

じつはとくにダイエットしたわけではないのに、3か月で5kgもやせたのです。やはり毎日、食物繊維をたくさん摂って、お通じもきちんとあると、食べる量を減らさなくても無理なくやせられるんですね。

いまでは自分が率先して、家族に食物繊維が豊富な食事メニューをふるまうようになりました。

この経験を通じて、腸の健康こそ全身に影響するのだと知りました。私のような年齢でも変われたのですから、みなさんも大丈夫です。

第5章

Q&A 食物繊維に関する素朴な疑問

Q・1 食物繊維が不足しているサインはありますか？

【A】食物繊維が足りているかどうかは、便の色や大きさでわかります。便の色が黄色く、バナナ2本くらいの量でほどよい硬さ、水洗トイレの水に浮けば、食物繊維は足りているサインといえます。

反対に、便が軟らか過ぎたり、硬過ぎてなかなか排便できない、または細い便は要注意です。食物繊維が足りずに、腸内環境が悪い状態かもしれません。

とくに便秘で悩んでいる人は、水溶性の食物繊維を意識して摂るようにしましょう。

水溶性は水に溶けてゲル状になり、硬くなった便を軟かくする働きがあります。水溶性の食物繊維を多く含む、大麦、えん麦《ばく》、ヤマイモ、海藻類、ゴボウ、納豆がおすすめです。

Q.2 水溶性と不溶性の食物繊維がバランスよく含まれている食品は？

【A】 食物繊維には、水溶性と不溶性があるとすでに述べましたが、大半の食物繊維の食品は不溶性の割合が多くなっています。

できれば水溶性と不溶性のバランスが取れた食品を摂るようにしましょう。たとえば、下の食品です。

毎日同じ食品を食べ続けるのは無理でも、意識して定期的に食事のメニューにチョイスするようにすることで、水溶性と不溶性の食物繊維をバランスよく摂ることができます。

	水溶性 食物繊維	不溶性 食物繊維
ライ麦パン	2.0g	3.6g
オートミール	3.2g	6.2g
レモン	2.0g	2.9g
大豆	2.1g	6.4g
キウイフルーツ	0.7g	1.8g

※100g 中の含有量

Q.3 間食するのにおすすめの食品はありますか？

【A】手軽においしく間食するなら、ドライフルーツがおすすめです。生のフルーツと違い、皮をむかなくてもそのまま食べられるだけでなく、水溶性と不溶性の両方の食物繊維をバランスよく含んでいます。

さらに、砂糖を使っていなくても甘く、腹持ちがいいのも特徴です。

下のドライフルーツを参考にしてみてください。

間食におすすめのドライフルーツ

プルーン

水溶性の食物繊維を多く含む。カロリーが低いのでダイエット中にもピッタリ。

干し柿

不足した食物繊維の量を１個で補えるスーパーフード。カリウム、マンガンの含有量も多い。

ブルーベリー

ドライフルーツの中で食物繊維量はダントツ。目によいといわれるアントシアニンも豊富。

Q·4 忙しい時は、サプリメントで補ってもいいですか？

【A】本来なら食材から食物繊維を摂るのが一番よいですが、仕事などで忙しく食事から摂るのが難しい場合は、サプリメントで補ってもよいでしょう。

そのような場合は、乳酸菌と食物繊維サプリメントで補うことをおすすめします。さまざまな種類がありますが、乳酸菌のサプリメントなら、生きて腸まで届く乳酸菌のほかに、酪酸菌、納豆菌を配合したもののほうがいいでしょう。食物繊維のサプリメントなら、天然のグアー豆を原材料にした製品が安心でおすすめです。

ただし、サプリメントはあくまでも補助なので、食事でしっかりと食物繊維を摂るように心がけてください。（※サプリメントの詳しい説明は巻末ページ）

Q·5 ダイエットに効果的な、食べる順番はありますか？

【A】食物繊維を効率よく摂取しながら、ダイエットにも効果的な食べ方があります。それは前菜で食物繊維を食べたら、次に肉や魚を食べ、最後に主食になる玄米やもち麦ごはん、大麦のパンなどを食べることです。

このように炭水化物に含まれる食物繊維を最後に回せば、それまでに満腹中枢が刺激され食べ過ぎを防げます。さらには腸に大きな負担をかけることを防げます。

この順番で食べると、食後のインスリンの分泌も抑えられ、太りにくくなることでダイエットにも効果があるといえます。

Q·6 子どもはどのくらいの食物繊維を摂ればいい？

【A】最近、子どもの便秘症が増えているという報告があります。

子どもは1日どのくらいの食物繊維を摂ればいいのか、わからない親も多いようです。一般的な目安は下のようになります。

この量を目安に、あとは子どもが食べやすいような味付けや調理法にも工夫をして、毎日、食事から摂取できるようにしましょう。

子どもの食物繊維摂取量の目安

	男	女
6〜7歳	10以上	10以上
8〜9歳	11以上	11以上
10〜11歳	13以上	13以上
12〜14歳	17以上	17以上
15〜17歳	19以上	18以上

（g／日）

Q・7 自分の腸の状態に合った食物繊維を教えて！

【A】食物繊維を含む食材はバランスよく摂るほうがよいとわかっていても、さらにいまの自分の腸に合った食物繊維を選べたら、最強です。たとえば、忙しくて外食続きになってしまったときは、水溶性の食物繊維が多いオクラやわかめと、不溶性の食物繊維が豊富な納豆を和えるだけのメニューがおすすめ。これなら忙しい朝の食事にピッタリです。

また、ストレス続きでお腹がゆるくなってしまったときは、水溶性の食物繊維が含まれるわかめスープでお腹を温めましょう。だし汁にわかめを入れ、ごま油で炒めたネギを添え、白ごまを入れたら完成です。いざというときに覚えておくとよいでしょう。

Q·8 いま話題のいわゆる「やせ菌」は食物繊維で増やせる？

【A】食物繊維が、有用菌のエサになることは何度も述べてきましたが、じつは日和見菌にもよい影響を与えます。

日和見菌の中には、肥満者に多く検出される菌（ファーミキューテス）とやせた人に多く検出される菌（バクテロイデス）があり、水溶性の食物繊維の主要成分であるβ―グルカンには、やせた人に多く検出される腸内細菌叢《そう》の働きがあることがわかっています。

β―グルカンが豊富なもち麦を毎日食べることで、やせた人に多く検出される「やせ菌」を増やすことができます。

Q・9 食物繊維の「セカンドミール効果」を期待するならいつ食べるのがいい？

【A】これはズバリ、朝食です。

すべて述べたように、「セカンドミール効果」とは、最初の食事で食べたものが次の食事の血糖値上昇に影響する現象のこと。

最近の研究では、朝食時に水溶性の食物繊維の成分・イヌリンを摂ると昼食後、夕食後も血糖値の上昇を抑えられるとわかっています（イヌリンに関しては、第2章で詳しく説明していますので、多く含む食材など参考にしてみてください）。

朝食は忙しくて食べない人もいるようですが、朝食にこそ食物繊維をしっかり食べて、セカンドミール効果を持続させましょう。

Q・10 食物繊維は便秘や大腸がん予防以外に、どんな効果がある？

【A】ここでは本書の「まとめ」的にお答えします。食物繊維の多い根菜類や穀物を多く食べている人は、まったく食べない人に比べると、糖尿病や心臓病、脳卒中、がんなどの慢性疾患の発症リスクが低くなることがわかっています。それ以外には、免疫機能がアップしてインフルエンザウイルスなどから身体を保護する作用があるという研究結果が出ています。ある研究によると、マウスに食物繊維を与えると、ヘルパーT細胞が活性化されることがわかりました。身体には細菌やウイルスなどの病原体から守る免疫システムが備わっていますが、その司令塔としての役割を果たしているのがヘルパーT細胞です。

食物繊維をしっかり摂ることで、腸内細菌が増え、インフルエンザをはじめ感染症と闘うための免疫機能が高められるといわれています。

※本文で紹介した〈サプリメント〉〈お菓子〉などの詳しい情報

【ファイバープロ】
インドやパキスタンで古くから食べられている豆科の植物「グァー豆」が原料の食物繊維。温冷問わず料理に混ぜて摂取可。

【BIBIO】
生きた3種類の有用菌（乳酸菌・酪酸菌・糖化菌）を配合した小林先生監修の乳酸菌サプリメント。乳酸菌は、酪酸菌と共生することにより活発に増殖して腸内の有害菌を抑制します。酪酸菌は、腸粘膜の健康に大切な短鎖脂肪酸をつくります。糖化菌は、腸内のビフィズス菌などの有用菌を増やします。

いずれもドクターズデザインプラスのネット販売
https://www.doctors-design.jp/

【ドクターズデザインプラスラボ】
暁子先生監修の「健美腸ファインスイーツ」のお店。白砂糖を使わず多様な食物繊維をバランスよく配合したお菓子を取り扱っています。

店舗：東京都港区六本木2-2-9　NBKビル　TEL/03-5797-7418
通販：https://doctorsdesignplus.stores.jp/

〈参考資料〉

『もち麦　ダイエットレシピ』
（山下春幸〔著〕青江誠一郎〔監修〕アスコム刊）

『2週間で体が変わる「もち麦」ダイエット』
（小林弘幸〔著〕KADOKAWA刊）

『食物繊維で腸スッキリ!! 便秘解消データBOOK』
（松生恒夫〔監修〕朝日新聞出版刊）

『もち麦でやせる！元気になる！』
（牧野直子〔著〕青江誠一郎　松生恒夫〔監修〕主婦の友社刊）

『腸科学』
（ジャスティン・ソネンバーグ&エリカ・ソネンバーグ〔著〕早川書房刊）

〈監修〉

青江 誠一郎（あおえ　せいいちろう）

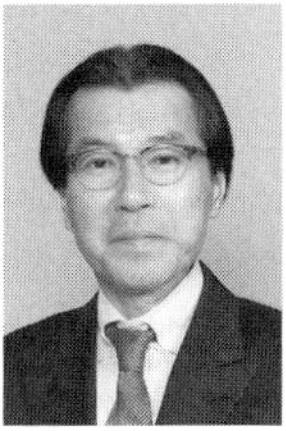

大妻女子大学家政学部食物学科教授　農学博士
1984年千葉大学大学院園芸学研究科農芸化学専攻・修士課程修了。1989年同大学大学院自然科学研究科博士課程修了（社会人学生）農学博士号取得。2003年大妻女子大学家政学部助教授。2007年同大学家政学部教授。日本食物繊維学会理事長。2010年日本食物繊維学会・学会賞受賞。穀類、藻類中の食物繊維の機能性研究がテーマ。特に、内臓脂肪型肥満、腸内環境の改善に関わる食餌因子について研究。メディア掲載や出演、著書も多数。

小林 暁子（こばやし あきこ）

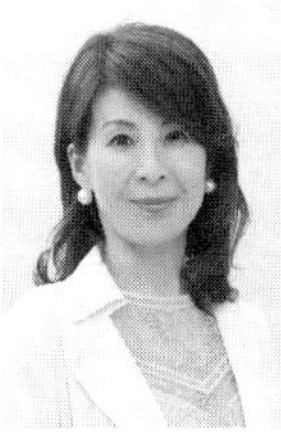

医療法人社団順幸会 小林メディカルクリニック東京
理事長・院長
1996年、順天堂大学医学部を卒業後、同大学の内科、皮膚科に勤務。便秘外来、女性専門外来の開設にも立ち会う。2006年、順天堂大学医学部教授の小林弘幸氏とともに、東京・赤坂にクリニックを開院。人気の便秘外来ではのべ15万人以上の治療に携わり、高い実績を上げている。メディア掲載や出演も多数。

〈スタッフ〉

◎イラスト……………………………………………………蛸山めがね
◎DTP制作…………………………………………やなぎさわけんいち
◎企画・編集……………………………堤　澄江 大倉愛子（FIX JAPAN）
Jin Publishing Inc.

小林弘幸　こばやし・ひろゆき
順天堂大学医学部教授。日本スポーツ協会公認スポーツドクター。1987年、順天堂大学医学部卒業。92年、同大学大学院医学研究科修了。ロンドン大学付属英国王立小児病院外科などの勤務を経て順天堂大学小児科講師、助教授を歴任。腸と自律神経研究の第一人者。『医者が考案した「長生きみそ汁」』など著書多数。テレビなどメディア出演も多数。

朝日新書
801

20歳《さい》若返《わかがえ》る食物繊維《しょくもつせんい》

免疫力がアップする！　健康革命

2021年1月30日第1刷発行

著　者　小林弘幸

発行者　三宮博信
カバーデザイン　アンスガー・フォルマー　田嶋佳子
印刷所　凸版印刷株式会社
発行所　朝日新聞出版
〒104-8011　東京都中央区築地 5-3-2
電話　03-5541-8832（編集）
　　　03-5540-7793（販売）

Published in Japan by Asahi Shimbun Publications Inc.
ISBN 978-4-02-295073-4
定価はカバーに表示してあります。
落丁・乱丁の場合は弊社業務部(電話03-5540-7800)へご連絡ください。
送料弊社負担にてお取り替えいたします。

読み解き古事記　神話篇

三浦佑之

「古事記神話は、日本最古の大河小説だ！」ヤマタノヲロチ、稲羽のシロウサギ、海幸彦・山幸彦など、古事記研究の第一人者が神話の伝える本当の意味を紐解く。イザナキ・イザナミの国生みから、アマテラスの子孫による天孫降臨まで、古事記上巻を徹底解説。

妻に言えない夫の本音
仕事と子育てをめぐる葛藤の正体

朝日新聞「父親のモヤモヤ」取材班

男性の育児が推奨される陰で、男性の育休取得率いまだ7％。なぜか？　今まで通りの仕事を担いつつ、いざ育児にかかわれば、奇異の目や過剰な称賛にさらされる。そんな父親たちが直面する困難を検証し、子育てがしやすい社会のあり方を明らかにする。

学校制服とは何か
その歴史と思想

小林哲夫

制服は学校の「個性」か？「管理」の象徴か？　かつて生徒は校則に反発し服装の自由を求めてきた。だが昨今では、私服の高校が制服を導入するなど、生徒側が自ら管理を求める風潮もある。時代と共に変わる「学校制服」の水脈をたどり、現代日本の実相を描く。

文化復興　1945年
娯楽から始まる戦後史

中川右介

8月の敗戦直後、焦土の中から文化、芸能はどう再起したか？　75年前の苦闘をコロナ後のヒントに！「玉音放送」から大みそかの「紅白音楽試合」までの139日間、長谷川一夫、黒澤明、美空ひばりら多数の著名人の奮闘を描き切る。胸をうつ群像劇！

朝日新書

いまこそ「社会主義」
混迷する世界を読み解く補助線

池上　彰
的場昭弘

コロナ禍で待ったなしの「新しい社会」を考える。ベーシックインカム、地域通貨、社会的共通資本——かつて資本主義の矛盾に挑んだ「社会主義」の視点から、いまを読み解き、世界の未来を展望する。格差、貧困、マイナス成長……資本主義の限界を突破せよ。

アパレルの終焉と再生

小島健輔

倒産・撤退・リストラ……。産業構造や消費者の変化で苦境にあったアパレル業界は、新型コロナが息の根を止めた。このまま消えゆくのか、それとも復活するのか。ファッションマーケティングの第一人者が、詳細にリポートし分析する。

でたらめの科学
サイコロから量子コンピューターまで

勝田敏彦

「でたらめ」の数列「乱数」は規則性がなく、まとめられないことにこそ価値がある。サイコロや銅銭投げにはじまり今やインターネットのゲーム、コロナ治療薬開発、量子暗号などにも使われる最新技術だ。この優れものの知られざる正体に迫り、可能性を探る科学ルポ。

不思議な島旅
千年残したい日本の離島の風景

清水浩史

小さな島は大人の学校だ。消えゆく風習、失われた暮らし、最後の一人となった島民の思い——大反響書籍『秘島図鑑』（河出書房新社）の著者が日本全国の離島をたずね、利他的精神、死者とともに生きる知恵など、失われた幸せの原風景を発見する。